针灸推拿临床辨证精要

主编 杨 丽 郭洪燕 张秀珍 张云霞

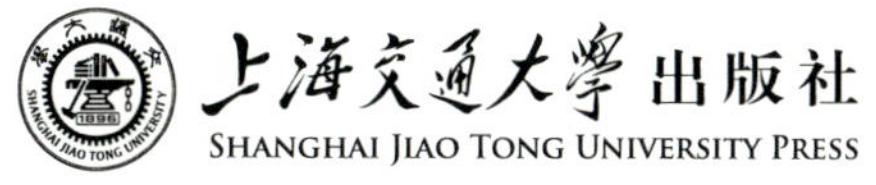

上海交通大学出版社
SHANGHAI JIAO TONG UNIVERSITY PRESS

内容提要

本书参考大量相关书籍，从基础理论出发，将辨证与辨病相结合，详细介绍了多种病症的基本知识，并着重阐述了多种病症的针灸、推拿操作流程，有助于读者建立完善的临床思维体系。本书内容丰富，层次分明，适合广大针灸、推拿科医师参考使用。

图书在版编目（CIP）数据

针灸推拿临床辨证精要 / 杨丽等主编. --上海 ：上海交通大学出版社，2024.6

ISBN 978-7-313-30794-1

Ⅰ. ①针… Ⅱ. ①杨… Ⅲ. ①针灸学②推拿 Ⅳ. ①R24

中国国家版本馆CIP数据核字（2024）第106830号

针灸推拿临床辨证精要

ZHENJIU TUINA LINCHUANG BIANZHENG JINGYAO

主　　编：杨　丽　郭洪燕　张秀珍　张云霞

出版发行：上海交通大学出版社　　地　　址：上海市番禺路951号

邮政编码：200030　　电　　话：021-64071208

印　　制：广东虎彩云印刷有限公司　　经　　销：全国新华书店

开　　本：710mm × 1000mm 1/16　　印　　张：12

字　　数：208千字　　插　　页：2

版　　次：2024年6月第1版　　印　　次：2024年6月第1次印刷

书　　号：ISBN 978-7-313-30794-1

定　　价：198.00元

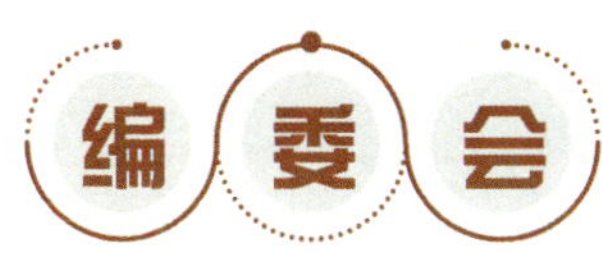

◎ 主　编

杨　丽　郭洪燕　张秀珍　张云霞

◎ 副主编

王　莹　隋培森　何青荣　程　敏

◎ 编　委（按姓氏笔画排序）

王　莹　山东省泰山医院

庄　倩　山东中医药大学附属医院

齐　萍　山东省邹平市中医院

杨　丽　山东省日照市中医医院

何青荣　山东省济南市第一人民医院

宋亚一　江苏省连云港市妇幼保健院

张云霞　山东省聊城市阳谷县中心医院

张秀珍　山东省聊城市东昌府区中医院

张妙奇　河南省开封市中心医院

赵以兰　山东省日照市妇幼保健院

殷　英　山东省微山县中医院

郭洪燕　山东省淄博市中西医结合医院

隋培森　山东省日照市中医医院

程　敏　山东省广安门医院济南医院（山东省济南市中医医院）

靖钱钱　山东省枣庄市中医医院（北京中医药大学东方医院枣庄医院）

前言

FOREWORD

进入21世纪，经济、社会快速发展，人们的工作与生活压力日益增大，处于亚健康状态的人越来越多，由于并未达到疾病的诊断标准，西医疗法往往无法很好地解决这类人群的亚健康问题。故而，中医疗法“简、便、廉、验”的优势逐渐显现，该法适用于多种疾病的治疗，且疗效显著，流传数千年而不衰，其中针灸、推拿操作安全、经济有效，获得了广泛认可。不仅如此，随着中医事业不断振兴，针灸、推拿学与现代化医疗科技交叉渗透，在疾病的治疗方面起到了巨大的作用，为人类健康事业做出了贡献。

作为临床工作者，不仅要继承和发扬中医传统理念，更要与时代相结合，掌握新时代下针灸、推拿学的新内涵，以便更好地解除患者的病痛。在这样的背景下，编者总结多年临床经验，编写了《针灸推拿临床辨证精要》一书，力求做到承岐黄薪火，扬中医文化，圆健康梦想。希望本书通过搭建基础知识与临床实践的桥梁，激发广大针灸、推拿科医师的学习兴趣，将刻板的中医“苦学”转化为“乐学”，帮助他们夯实中医基本理论，建立较为完善的诊疗思维。

本书运用中医学理论和中医临床思维方法，不仅从疾病的病因、病机、诊断与鉴别诊断、辨证论治等方面详细地介绍了多种病证的诊疗要点；而且对病证的针灸、推拿治疗进行了讲解，提示读者由于不同疾病的针灸、推拿方法在主治范围、操作、治疗作用上各有特点，因此，在临床上要根据病证性质、证候类型、腧穴部位、患者体质及治疗要求等具体情况，选择合适的治疗方法。

本书内容丰富，结构鲜明，语言通俗易懂，可启发读者思考，适用于针灸、推拿科医师参考使用。

编者在编写过程中参考了大量针灸、推拿专业有关资料，再次对这些资料的作者表示由衷的感谢。但因编者水平有限、时间仓促，书中难免有疏漏之处，敬请各位读者批评指正，以便再版时修正。

《针灸推拿临床辨证精要》编委会

2024 年 3 月

目录
CONTENTS

第一章

中医辨证体系

第一节　八纲辨证

八纲辨证是中医各种辨证的总纲。八纲即阴、阳、表、里、寒、热、虚、实八类证候，八纲辨证也是根据四诊取得的材料进行综合分析，来认识疾病的病性、病位、病势等情况，为治疗提供依据。在八纲当中，阴阳又是总纲。其他六纲中的表、热、实属于阳纲，而里、寒、虚则属于阴纲。在实际运用八纲辨证时，首先辨别表里，确定病变的部位；然后辨别寒热、虚实，分清病变性质，了解正邪之间的强弱关系；最后可以用阴阳加以总的概括。根据患者恶寒发热、头痛的症候可判断其病在表；根据患者发热重、咽痛、口渴喜饮、苔薄黄、脉滑数症状可判断其病属实热；那么根据八纲来辨证可辨为表、实、热证，属于阳证。

然而，八纲辨证只是分析、辨别证候的部位、性质、正邪强弱等关系的纲领。在实际临床中，还要进行必要的定位，以辨清是哪个脏腑热、哪个脏腑寒；哪个脏腑虚、哪个脏腑实。因此，临床中八纲辨证经常需要与脏腑辨证配合使用。脏腑辨证可以辨别脏腑病位及脏腑阴阳、气血、虚实、寒热等变化，为治疗提供可靠的依据。

一、阴和阳

阴证是人体阳气虚衰，阴寒内盛所导致的证候，有晦暗、沉静、衰退、抑制、向内、向下的特点，属于里证、虚证、寒证的一类证候。常见症状：面色白或晦暗，神疲乏力，少气懒言，语言低怯，呼吸微而缓，精神萎靡，畏寒肢冷，口淡不渴，大便溏，痰、涕、涎清稀，小便清长，舌淡胖嫩苔白滑，脉沉迟或细涩或微弱等。

阳证是人体阳气亢盛，脏腑功能亢进所导致的证候，有兴奋、躁动、亢进、明亮，向外、向上的特点，属于表证、实证、热证的一类证候。常见症状：恶寒发热，或壮热，口渴喜冷饮，呼吸气粗而快，语声高亢，面红目赤，心烦，躁动不安，或神昏谵语，喘促痰鸣，痰、涕黄稠，大便秘结，尿少色黄，舌红绛起芒刺，苔黄、灰黑而干，脉实、洪、数、浮、滑等。

二、表和里

表里是辨别病位内外、浅深的一对纲领，表与里是相对而言的。如体表与脏腑相对而言，体表为表，脏腑为里。从部位上看，身体的皮毛、肌腠相对在外，故为表；脏腑相对在内，故为里。

表证是指外感邪气经皮毛、口鼻进入人体，卫气抗邪于表而表现出的比较轻浅的证候，主要见于外感疾病的初起阶段，主要表现为发热、恶寒、头痛身痛、舌苔薄白、脉浮，可伴有鼻塞流涕，打喷嚏，咽喉痒感，咳嗽等症状。通常来讲，表证起病急，病情较轻较浅，病程较短。

里证因病在里，或病起于里，故其基本特点是以无恶寒发热为主要表现的表证，而以脏腑、气血、阴阳等失调的症状为其主要表现。如高热、潮热、烦躁神昏、口渴喜饮，或畏寒肢冷、身倦乏力、口淡多涎、腹痛、便秘，或泄泻、呕吐、尿少色黄或清长、苔厚、脉沉等。通常来讲，里证起病缓，病情较深较重，病程较长。

三、寒和热

寒热是辨别疾病性质的一对纲领。阴盛或阳虚表现为寒证，是一组以寒象为主的症状和体征，可出现畏寒肢冷、大便稀溏、小便清长等症状。阳盛或阴虚表现为热证，是一组以热象为主的症状和体征，多见怕热、口渴喜冷饮、面红耳赤、烦躁、小便黄赤等症状。

寒证多因外感寒邪，或过食生冷所致，包括表寒、里寒。表寒也就是表证与寒证的综合。

热证多因外感阳热邪气，或七情过度而化热、食积化热等所致，包括表热和里热。表热证就是表证和热证的综合。

四、虚和实

“精气夺则虚”。虚证是对人体以正气不足为主所产生的各种虚弱证候的概括，多见于久病、重病后，或素体虚弱。临床上可分为气虚、血虚、阴虚、阳虚、气血两虚、阴阳两虚几种类型，各种虚证常见的症状有面色淡白或白或萎黄，精神萎靡，身倦乏力，自汗，形寒肢冷，大便稀溏或滑脱不禁，小便清长或失禁，舌淡胖嫩，脉沉迟无力，或虚或弱；或体瘦颧红，五心烦热，潮热盗汗，舌红少苔或无苔，脉细数无力。

“邪气盛则实”。实证是人体以邪气亢盛为主所产生的各种临床证候的概括。邪气有外感邪气和内生邪气之分。包括外感六淫、疠气；内生痰饮、食积、瘀血、结石等。各种实证常见的症状：发热且高热，胸闷，烦躁易怒，甚至神昏谵语，呼吸气粗，痰涎壅盛，腹胀痛拒按，大便秘结，小便色黄量少，舌质苍老，舌苔厚腻，脉实有力等。

第二节　脏腑辨证

脏腑辨证是根据脏腑的生理功能和病理特点，辨别脏腑病位及脏腑阴阳、气血、虚实、寒热等病性的变化，为治疗提供依据的辨证方法。此法是临床各科辨证的基础，是中医辨证体系中的重要组成部分，尤其适用于内伤杂病的辨证。

一、肝病的辨证

（一）肝火上炎

临床表现为急躁易怒，头痛眩晕，面红目赤，口干耳鸣，重者吐血、衄血，舌红，苔黄燥，脉弦数有力。

（二）肝胆湿热

临床表现为口苦纳呆，恶心呕吐，腹胀，尿少而黄，重者黄疸，舌质红苔黄腻，脉弦数。

（三）肝风内动

临床表现为素有头痛头昏，肢体麻木，突然昏厥，抽搐，半身不遂，口眼歪斜，语言不利，神志不清，以致昏迷，舌质红，苔白或腻，脉象弦有力。

（四）肝血虚

临床表现为眩晕眼花，肢体麻木，爪甲不荣，月经量少或闭经，消瘦，肌肤甲错，少寐，舌质淡，苔薄白，脉弦细。

（五）肝阴不足、肝阳上亢

临床表现为耳鸣耳聋，虚烦少寐，面部烘热，口燥咽干，头胀而痛，眩晕，舌质红，苔黄腻，脉弦滑。

二、心病的辨证

（一）心气虚

临床表现为面色淡白，神疲乏力，心悸气短，自汗，舌淡胖，苔白，脉细或结代。

（二）心阳虚

患者临床表现除有心气虚的症状外，还表现为畏寒肢冷，面色灰滞，心胸憋闷或作痛，遇冷加重，舌淡暗，苔薄白，脉细或结代。

（三）心血虚

临床表现为面色淡白无华，心悸，失眠健忘多梦，眩晕怔忡，唇舌色淡，脉细。

（四）心阴虚

临床表现为心烦，心悸，盗汗，失眠健忘多梦，五心烦热，面色潮红，咽干，舌红少津，苔薄，脉细数。

（五）心火上炎

临床表现为烦热口渴，失眠，舌烂生疮，尿黄而少，小便刺痛，或面红目赤，舌质红，苔黄，脉数。

（六）心血瘀阻

临床表现为心胸憋闷疼痛，痛处固定，心悸，重症者则面青唇暗，肢冷，冷汗出，舌紫暗，苔薄白，脉沉涩。

（七）心脾两虚

临床表现为心悸怔忡，失眠多梦，健忘，纳呆腹胀，便溏，倦怠乏力，舌淡嫩，苔薄，脉细无力。

三、脾胃病的辨证

（一）脾气虚弱

临床表现为面色萎黄，纳差，食后脘腹胀满不适，便溏，四肢倦怠乏力。或见轻度水肿，脱肛、阴挺及内脏下垂，舌淡嫩有齿痕，苔白，脉濡软无力。

（二）脾不统血

临床表现为崩漏，便血，尿血，皮下溢血等，伴面色萎黄或苍白，神疲体倦，少气无力，纳呆腹胀，便溏，舌淡苔白，脉细弱或濡细。

(三)湿邪困脾

临床表现为脘腹胀闷，纳谷不馨，头身及肢体困重，舌淡，苔白厚腻，脉濡缓。

(四)胃气虚寒

临床表现为空腹胃脘隐冷作痛，得食、嗳气、按即减，或虚痞作胀，呃逆，呕吐清涎冷液，大便不成形，舌大，苔白腻，润滑，脉细弱。

(五)胃阴不足

临床表现为唇舌干燥，饥不欲食，或干呕呃逆，脘痞不畅，便干溲短，舌尖红少津，苔少，脉细数。

(六)胃火炽盛

临床表现为胃脘灼痛，吞酸嘈杂，渴喜凉饮，消谷善饥，口臭齿衄或牙龈肿痛，大便秘结，舌红苔黄，脉滑数。

(七)食滞胃脘

临床表现为脘腹胀满，纳呆呃逆，嗳气吞酸，口气酸腐，恶心呕吐，大便不畅，便下恶臭，舌质淡，苔厚腻，脉滑。

四、肺病的辨证

(一)肺气虚

临床表现为倦怠乏力，咳嗽无力，气短喘促，痰多质清，面色白，舌淡，苔白，脉细弱。

(二)肺阴虚

临床表现为咳嗽无痰或痰少而黏，面颊潮红，口渴口干，夜间盗汗，舌质红干，苔少，脉细数。

(三)燥邪伤肺

临床表现为干咳少痰，或有痰不易咳出，鼻干咽燥，咳甚胸痛，舌质红，苔黄，脉数。

(四)痰浊阻肺

临床表现为咳嗽痰多，喉中痰鸣，胸满不适，舌质红，苔厚腻，脉滑。

(五)风寒束肺

临床表现为恶寒发热，头痛无汗，咳嗽，痰多而清，鼻塞流涕，舌质红，苔白，脉浮紧。

(六)肺热壅盛

临床表现为高热咳嗽，呼吸气促，口渴，痰黄稠带血，胸痛，舌红，苔黄腻，脉滑数。

五、肾病的辨证

(一)肾阴虚

临床表现为腰膝酸软，头昏耳鸣，五心烦热、面颊潮红，盗汗、失眠多梦，阳强遗精，男子不育，女子不孕，舌质红，苔少，脉细数。

(二)肾阳虚

临床表现为腰膝酸软，头昏耳鸣，形寒肢冷，神疲乏力，自汗，阳痿或不孕，舌淡苔白，脉沉迟。

(三)肾气不固

临床表现为肾阳虚症状加阳痿、早泄、滑精、小便频数、失禁或遗尿、女子带下清稀或滑胎，舌质淡，苔少，脉沉弱。

(四)肾不纳气

临床表现为久病咳、喘，呼多吸少，动则喘甚，神疲自汗，舌质红，苔白，脉沉弱。

(五)肾虚水泛

临床表现为周身水肿，下肢尤甚，按之没指，腹胀满，小便不利，形寒肢冷，腰膝酸软，舌淡胖，苔少，脉沉细。

第三节　气血津液辨证

气血津液辨证是运用脏腑学说中有关气血津液的理论，分析气血津液的病变，辨认其反映的不同证候。由于气血津液都是脏腑功能活动的物质基础，它们的生成及运行又有赖于脏腑的功能。因此在病理上，脏腑发生病变，可以影响到气血津液的变化。

一、气病辨证

气病辨证的病变很多，一般可概括为气虚、气滞、气逆等。

（一）气虚证

气虚证是脏腑功能衰退所表现的证候。多因年老体衰，劳伤过度，久病失养，耗损元气，脏腑功能衰退或产后正气虚弱，致气行缓慢，经络痹阻。临床表现：颈背部隐痛，久卧、久坐、久站、劳累及晨起时加重，伴有面色㿠白，头晕目眩，少气懒言，疲倦乏力，心悸自汗，食欲不振，小便清长而频，舌淡苔薄白，脉细弱。

（二）气滞证

气滞证是指人体某一部分或某一脏腑气机阻滞，运行不畅所表现的证候。此证由情志不畅，饮食失调，感受外邪或用力闪挫等因素引起。临床表现：颈背部胀闷疼痛，聚时有形，散则无迹，时轻时重，窜痛无常。伴有胸痞脘闷，痰多喘满，气粗腹胀，大便秘结，舌红苔黄，脉弦或数实。

（三）气逆证

气逆是指气机升降失常，气逆不顺。一般多指肺胃之气上逆，以及肝气升发太过所致的肝气上逆的病理变化。郁怒伤肝，升发太过，气火上逆；或感受外邪，痰浊壅滞，肺气不降而上逆；或痰食阻滞气机，胃气失和而上逆。表现为颈背腰部攻胀作痛，走窜不定。伴有咳嗽喘息嗳气，恶心呕吐，头痛眩晕，舌红苔黄，脉弦数。

二、血病辨证

血的病证颇多，概括起来主要有血虚、血瘀、血热三个方面，三者的病因病机既有区别又有联系。

（一）血虚证

血虚证是由于血之不足，不能濡养脏腑经脉而出现的证候。失血过多或脾胃虚弱，化源不足或七情过度，暗耗阴液致脏腑百脉失养。表现为颈背部酸痛麻木，活动不利。伴有面色苍白或萎黄，唇舌爪甲色淡无华，头目眩晕，心悸怔忡，疲倦乏力或手足麻木，皮肤干燥，舌淡苔薄白，脉细无力。

（二）血瘀证

血液循行于脉管之中，流布全身，环周不休，运行不息。如离经之血，不能及时排出消散而瘀滞于某一部位或血液运行受阻，瘀积于经脉脏腑之内均属瘀血。

机体受到外界致病因素的影响，如跌仆损伤、感受寒邪等，或心肝脾的功能发生障碍，使血液循行速度减慢或导致血液溢于脉道之外，积于体内而致血瘀证。伤科疾病的血瘀多属于局部损伤出血所致。临床表现：颈背部刺痛难忍，其痛拒按，夜间尤甚，痛处固定，或有肿块。伴有肌肤甲错，面色晦暗，肌肤浅表部位有瘀斑或瘀点，舌质紫暗或有瘀斑，苔薄白，脉涩或芤。

（三）血热证

血热证指血分有热或热邪侵犯血分的证候。损伤后积瘀化热，或感受热邪，或情志所伤，或脏腑功能失调，或瘀血留滞，郁而化热，均可致血热搏结或热伤血络，迫血妄行。临床表现：疼痛喜冷恶热，拒按，或见出血之象。伴有心烦躁扰发狂，口干不喜饮，身热以夜间为甚或见各种出血证，舌绛红，苔薄黄，脉细数。

三、气血同病辨证

气和血是人体生命活动的动力和源泉，气和血相互滋生，相互为用，因而在发生病变时，气血常可以相互影响，既见气病，又见血病，即为气血同病。在正常生理情况下，气血阴阳是处于相对平衡的，气血相辅而行，循行全身不息。故有"血随气行""气为血帅""血为气母"之说。人体病理变化无不涉及气血。一旦气血的生理关系遭到破坏时，则运行失常，形成局部的气血凝滞，阻于肌肉或沉于筋骨，损伤脏腑或经络，导致气血同病。正如《素问·调经论》所说："血气不和，百病乃变化而生"。气血同病常见的证候，有气滞血瘀证，气血两虚证，气虚血瘀证，气不摄血证。

（一）气滞血瘀证

情志不遂，气滞血瘀或扭挫外伤等因素引起气机阻滞，血行瘀阻。临床表现为疼痛走窜不定或刺痛拒按，或胀痛。伴性情急躁，胸胁胀满，或见痞块，舌质紫暗或有瘀斑等，苔白厚，脉弦涩。

（二）气血两虚证

多因久病不愈，气血两伤所致，或气虚不能生化，或先有失血，气随血耗而致气血两虚。表现为颈部麻木疼痛，酸软无力，乏力自汗，少气懒言，心悸失眠，面色萎黄或苍白，舌质淡，苔薄白，脉细弱。

（三）气虚血瘀证

气虚运行无力，血行瘀滞无以载气，气亦随之而少或随之而滞，常由病久气虚渐致瘀血内停而引起。表现为颈项部疼痛如刺拒按，肌肤甲错，身倦乏力，心悸失眠，舌暗或有瘀斑，苔薄白，脉细涩。

(四)气不摄血证

气虚统摄无权，以致血离经而溢于脉外。临床表现为颈项部困痛，麻木无力，气短乏力，肢体倦怠，面色苍白，或见皮肤出血点等出血证候，舌质淡，苔薄白，脉虚细或弱。

四、津液辨证

津液是人体正常水液的总称，有滋养脏腑，润滑关节，濡养肌肤等作用。当津液的生成、输布、调节、转化、代谢等因损伤、外邪侵袭及其他致病因素影响而失常时，直接影响皮肉筋骨、关节孔窍的润泽和濡养，且形成水湿痰饮等病证。痰饮是由水液代谢的局部障碍而引起的病理产物，主要是由于肺脾肾三脏的气化功能受到障碍或三焦水道失于通调，影响津液的正常散布与排泄，痰饮凝滞经络筋骨，引起颈背部痛的发生，其疼痛症状及全身表现为颈背部麻木疼痛，肢体麻木，或有痰核、胸脘痞满不舒、头晕目眩、纳呆恶心、呕吐痰涎等症状，舌淡红，苔腻，脉滑。

第四节　卫气营血辨证

卫气营血辨证是由清代叶天士所倡导，常用于辨证治疗外感温热病，相当于现代医学的急性发热性疾病。卫气营血是古人用来代表温热病发展过程中深浅轻重不同的4个阶段。叶天士说“大凡看法，卫之后方言气，营之后方言血”就是指病邪由卫入气、由气入营、由营入血，标志着疾病的发展与转归的过程。许多皮肤病发病及演变过程非常符合卫气营血发病规律，按此种辨证方法治疗往往取得较好的疗效。

一、卫分证

《黄帝内经》曰：“卫气者，所以温分肉，充皮肤，肥腠理，司开阖也。”人体卫外功能失常，肺卫失宣，则风热之邪侵犯肌表，其主证为发热，微恶寒，咽红，头痛，咳嗽，皮疹以红色丘疹、斑疹、风团为主，舌边尖红，苔白，脉浮或数。可见于急性荨麻疹、急性点滴状银屑，本证常见于疾病的初期。

二、气分证

卫分证不解，病邪内入气分，正盛邪实，阳热亢盛所致，其主证为高热、烦渴，不恶寒反恶热，舌质红、苔黄、脉数。热入气分后，因所处脏腑部位不同，临床表现又各不相同。如热郁在肺，症见皮肤郁热不透，丘疹、痒感颇重，如变应性皮炎；邪热壅肺，肺失清肃，肺气上逆，可见大片弥散性红斑，并可兼见咳喘，胸痛，痰黄稠等症，如剥脱性皮炎；热在阳明，症见壮热，心烦，面赤，肤色红，可见于药疹。

气分证具有病变范围广，兼症繁杂的特点。凡温热病邪不在卫分，又不在营分、血分的一切证候，均属于气分证。故辨证时除抓住主症外，还必须依据兼症的特点，进一步判断病变所在的脏腑。

三、营分证

营分证是温热病发展过程中病邪内陷较为深重的阶段。《黄帝内经》曰："营气不从，逆于肉里，乃生痈肿。"温邪内陷，热邪稽留于营分，热盛则肉腐，肉腐则为脓，故皮肤表现为疮疡脓肿。

热邪劫伤营阴，心神被扰则见身热午后较重，口不甚渴或不渴，心烦不寐，甚或神昏谵语，斑疹隐现，舌质红绛无苔或少苔，脉细数，可见于亚急性或系统性红斑狼疮活动期、剥脱性皮炎等疾病。

四、血分证

血分证指营分证不解，热邪深入血分，热盛动血、耗阴、动风所表现的证候。热入血分是温热病发展过程中的最后阶段，也是最深重的极期阶段。病变涉及心、肝、肾三脏，病证有热盛动血，迫血妄行，症见皮肤瘀血斑，色紫或黑，吐血、便血、尿血，皮肤灼热，躁扰不安，夜间较甚，舌质深绛，少苔或光苔，脉弦数。可见于变应性紫癜等。

第二章

中医诊断方法

第一节　望　　诊

望诊是运用医师自己的视觉，对患者进行有目的的观察，从而获得有关病情的一种诊断方法。

中医学认为“有诸内，必形诸外”，人体是一个有机整体，人体内部发生病变必然会反映到体表上来，发生神、色、形、态等方面的异常变化。因此，通过医师的视觉，对患者进行有目的的观察，可以测知机体内脏气血阴阳的盛衰情况。《灵枢·本脏》：“视其外应，以知其内脏，则知所病矣”。

望诊的内容，主要包括望全身、望局部和望舌、望排泄物等方面。

一、望全身情况

望全身情况，主要包括望神、色、形、态 4 个方面。

(一)望神

神概括起来有两个概念：一是指人的精神、意识、思维活动，又称为“神明”或“神志”，如“心主神”“脑为元神之府”等就是指的这种神而言；二是指人体生命活动的外在表现，一般又叫“神气”。所谓“精神”“神气”，即指此神而言。这里望神，主要是指后一种概念而言。

神是以精气作为物质基础的。《灵枢·平人绝谷》：“神者，水谷之精气也。”神通过人的精神活动，意识状态，面目表情，语言声调，反映能力等方面表现出来。因此，观察神的表现，就可以了解内脏精气盛衰的变化，从而推测病情的轻重变化和预后。在《黄帝内经》中是非常重视神的，如《灵枢·天年》：“得神者昌，失神者亡”。

望神，主要以望两目、精神、神识三方面为主。一般来说，有神，又叫“得神”，表示正气未伤，脏腑功能未衰，虽有邪气，病亦浅轻，预后良好。

无神，又叫“失神”，表示正气不足，或邪气过盛，正不胜邪的反映，或津血耗伤，正气衰竭的表现，病情较重，如果治疗不当，预后较差。《灵枢·天年》所说的：“得神者昌，失神者亡”，就是这个道理。

其他如神识恍惚、目视不明的，多为气阴将退的重证，多见于病重垂危阶段；神昏谵语，手足躁扰不宁的，多为邪热内炽的火热证，多见于外感热病，火邪入心的阶段；神志昏迷，循衣摸床，撮空理线（神昏所出现的无意识的动作），两目呆视的，多为邪盛正衰，神气将亡的先兆；目眶内陷，肌肉瘦削，皮肤干瘪无弹性的，多为水津竭绝之象，可见于严重脱水。

临床望神，还必须注意一种伪象，须与“有神”相鉴别。这种现象多见于重病之后，患者突然一反平时的病态而出现某些似乎“有神”的假象。如原来精神极度衰弱，意识不清，而猝然精神转“佳”，意识清楚；或本来面色晦暗不泽，突然颧红如妆；或原本语言低微，时断时续，不思饮食，突然转为语言流利，思想饮食，或多饮多食等。这些现象都是“阴阳离决，精气乃绝”，形将死亡的预兆，一般叫作“回光返照”或“残灯复明”。

（二）望色

望色主要望患者面部的颜色，因面部血管丰富，最能反映脏腑气血盛衰的情况，故有“头为诸阳之会”的说法。

望色的内容，主要包括颜色和光泽两方面。颜色分青、黄、赤、白、黑五色，由于中医学理论是以五脏系统为主体，所以将五色分属于五脏，称为五脏之本色。如心色赤，肺色白，脾色黄，肝色青，肾色黑。《灵枢·五色》：“以五色命脏，青为肝，赤为心，白为肺，黄为脾，黑为肾”。这种五色的分类法，临床上对某些病证有一定的意义，如目眶发青，是肝风的先兆；心火亢盛，面色发红；慢性消化不良的患者，面色萎黄；蝴蝶斑，是肾虚血瘀，但并不是绝对的。

光泽主要反映了人体精气的盛衰，即前述有神、无神。一般来说，患者面色鲜明有光泽、荣润的，说明病情轻浅，精气未衰，预后较好；若面色晦暗无光彩，枯槁的，说明病情很重，精气已伤，预后较差。

望色与望光泽两者必须结合起来，叫作“色泽”，即指颜色的润泽、鲜活或晦暗枯槁。

我国人民正常的色泽应是微黄红润而有光泽，它是脏腑气血的外荣，称为“常色”。患者表现出的不正常的色泽，称为“病色”。

病色的不同变化，常为不同病变的反映。

1.白色

主虚证、寒证，或失血。白色是气血不能充盈脉络的表现。因此，寒凝血滞，气血虚弱，都可出现面色苍白。所以，白色主虚证，多属寒盛或气血不足的反映。例如，阳虚证，推动血液运行无力，阳虚水气不化，多见面色苍白而又水肿；血虚证，血少不能上荣，面色淡白，面容消瘦；表寒、里寒证，面色多白，这是由于寒主收引，经脉收缩的缘故。此外，在外感热病发展过程中，突然出现面色苍白，出冷汗，多属阳气将脱的虚脱证，可见于感染性休克。

2.黄色

主虚、湿证。脾虚不能运化，水谷精气不能充养肌肤，肌肤精气不足，肌肤本色毕露，或水湿不化，湿邪滞留肌肤，则反映出萎黄枯槁无光泽的颜色。如脾胃气虚长期消化不良，营血不能上荣，多见面色淡黄，枯槁夭泽，称为“萎黄”。寄生虫病患者，外感湿邪的表湿证，湿热病等，面色多黄滞枯槁；脾气虚衰，湿邪内阻，水湿不化，面色黄而虚浮，称为“黄胖”。最明显的是湿热熏蒸，身面均黄的黄疸，黄色鲜明的属湿热，黄色晦暗的属寒湿。

3.赤色

主热。这是因为血热妄行，皮肤脉络血液充盈的缘故。赤色主热，有实热、虚热的不同。实热面色常满面通红，常见于外感热病高热时；虚热而红，多在久病后出现，且多见于午后，位于两颧部，如肺结核后期。此外，还有一种面红娇嫩鲜艳，浮于肌表游移不定的，这是真寒假热，阳浮于上的“戴阳”证。

4.青色

主寒、痛、瘀血、惊风。青色是经脉阻滞，气血不通的现象。寒则气血凝滞，故色青；经脉气血不通，不通则痛，故又主痛；瘀血为气血凝滞所致，故又主瘀血。青为肝色，故又主惊风。如风寒骨节疼痛，里寒腹痛，疼痛剧烈时，都可见面色苍白而青。此外，面色青灰，眉间青紫，多为内有瘀血，见于心气不足，心血痹阻；小儿高热，鼻柱、眉间及唇四周出现青色，多为将发惊风之征兆。

5.黑色

主寒、主痛、水肿、肾虚。黑色是阳气虚衰，气血郁滞的重证。阳衰阴盛，阴盛则寒，寒则气血凝滞，凝滞不通则痛；阳虚气化不利，水气内停，肾为阳气之根，故肾虚，阳虚，寒，痛，水肿等，皆能见到黑色。如水肿病的面色黧黑，久病肾虚，肾虚水泛的水饮病(慢性肾上腺皮质功能减退等)常见眼眶周围黯黑；又如蝴蝶斑，常因肾虚血瘀所致。

(三)望形体

形体指人体的外形,形体内应五脏,故五脏病变,也常反映到形体,使形体发生变化。

望形体,最明显的是形之肥瘦。患者形体肥胖,多属阳虚而有痰湿,这是阳虚气血周流迟缓的缘故,或阳虚水湿不化而有湿痰;形体消瘦,多属阴虚有火,这是阴虚精血不能营养肌肉所致。后人有“形盛气虚”“肥人多痰,瘦人多火”等说法。《素问·脉要精微论》说:“头者,精明之府,头倾视深,精神将夺矣;背者,胸中之府,背曲肩随,府将坏矣;腰者,肾之府,转摇不能,肾将惫矣;膝者,筋之府,屈伸不能,行则偻附,筋将惫矣;骨者,髓之府,不能久立,行则振掉,骨将惫矣。”

此外,如形瘦大肉已脱(骨瘦如柴),为精气衰竭的征象,肌肉发胖,按之没指,是水湿渗入肌肤的水肿证。

(四)望姿态

由于疾病的性质不同,表现的动静姿态也不一样。如患者卧时蜷缩成团,多为阳虚或有剧痛;卧时仰面伸足,手足躁动不安的,多为阳盛实热;眼睑、口唇或手足指趾不时颤动,见于外感热病的,是动风发痉的预兆,见于虚损久病,多属气血不足的虚风,四肢抽搐,突然昏倒,多见于风病,如癫痫。手足拘挛,屈伸不利,可见于风寒湿痹。若一侧手足举动不遂,麻木不仁,为半身不遂,是中风偏瘫,可见于脑血管意外。足膝软弱无力,活动不灵,是痿病。

疾病是复杂的,表现的姿态也是各式各样的,但总有一个原则,这个原则就是“阳主动,阴主静”。所以凡属阳证,包括热证、实证,其姿态多表现为动而不安;凡属寒证、虚证,其姿态多表现为静而安卧。

二、望局部情况

(一)头与发

1.头

头为诸阳之会,精明之府,所以五脏的病变,常多反映于头部。望头,主要观察头的形状及动态。例如,久病头项不能抬起,多属精气竭绝之危证。精气根源于肾,肾主先天,先天竭绝所致。小儿头形过大或过小,伴有智力发育不全,多见于先天不足,肾精亏损。小儿囟门下陷,多属先天不足,或阴液亏损(脱水)。囟门高突,多属邪热内炽,属热属实。囟门不闭,多属虚证,见于脾胃两亏,发育不良。无论大人、小儿,凡头摇不能自主的,皆为风证。

2.发

看质和色的变化。发稀疏易落，或干枯不荣——精血不足之证。突然出现片状脱发——血虚受风。年少发落——不是肾虚，即是血热。

(二)目

目为肝窍，五脏六腑之精气皆上注于目。因此，望目的异常，可测知五脏的病变，特别是肝的病变。总的情况是，目开而欲见人的属阳证；目闭而不欲见人的属阴证。具体的如目赤红肿，多属肝经风热（外感病），或肝火上炎（内伤病）；白睛发黄，多为肝胆湿热引起的“黄疸”；目眦（眼角）溃烂，多属湿热；眼睑水肿，状如卧蚕，为水肿，多见于风水证；眼窝下陷，见于大汗、大吐、大泻之后，多为津亏与脱水。目睛上视、斜视或直视，多属肝风；小儿睡眠露睛的，多属脾虚，气血不足；疾病后期，见瞳孔散大，多属精气衰竭，神气亡散的危急重证。

(三)耳

耳为肾窍，又属于少阳经，为宗脉之所聚。望耳应注意耳的色泽及耳内情况。耳轮的色泽以红润为佳。如耳轮干枯焦黑，多属肾精亏损，精不上荣所致，属危证；耳背有红络，耳根发凉，多是麻疹先兆；耳内流脓水，病为脓耳或聤耳，多为肝胆湿热所致。

(四)鼻

鼻为肺窍，胃经之所过。望鼻主要是望鼻内和鼻的外形。鼻流清涕，属外感风寒；鼻流浊涕，则属风热；久流浊涕，而有脓腥味的，是鼻渊；由于感受外邪，或胆经郁热所致，鼻头或周围充血，或生红色血疹，名酒糟鼻，多属肺胃有热；鼻柱溃烂塌陷，常见麻风或梅毒。鼻翼煽动，多见于肺热，或肺胃精气衰竭而出现的喘息。

(五)唇、齿、咽喉

1.唇

唇为脾之外荣，望唇应观察其颜色、润燥和形态的变化。一般来说，唇色淡白，多属气血两虚；唇色青紫，多为寒凝、血瘀；唇色深红，则为热在营血。总之，色白为虚，色青为寒，色红为热。口唇干枯皲裂，可见于外感燥邪，亦见于热炽伤津；口角流涎，多见于脾虚不摄，胃中有热，虫积，胃有停饮；口唇糜烂，多由脾胃湿热上蒸；口唇歪斜，则为中风；撮口或抽掣不停，为肝风内动，或脾虚生风；口开不闭，常见于脱证。

2.齿

齿为骨之余，肾主骨生髓，阳明经络于齿龈，故齿与肾、胃肠的关系密切，望齿可测知肾、胃的病变。如牙齿干枯不润，多见于高热伤津，胃津不能上润；牙齿干燥如枯骨，多为肾精枯竭，肾水不能上承；牙龈色白，是血虚的征象；牙龈红肿或兼出血，是胃火上炎；牙齿松动稀疏，齿龈外露，多属肾虚，或虚火上炎；睡中咬牙，或啮齿，常见于胃热或虫积。

3.咽喉

咽喉为肺、胃之通道，心、肾、肝、脾等经均络于咽，故其病变与许多脏腑都有关。咽喉红肿疼痛，为肺胃有热；红肿化脓，溃烂如腐渣，为热毒已盛；若红色娇嫩，不甚肿痛的，多属肾亏虚火上炎。咽喉白腐，形似白膜，刮之可去而不立即复生的，是肺胃有热；若刮之不去，重刮出血，且随之复生的，多是白喉，属肺热阴虚所致。

（六）皮肤

周身皮肤及面目发黄的，是黄疸病；皮下出现红色斑点，点大成片，平摊于肌肤上的为“斑”；形如粟米，高出皮肤的，为“疹”。斑疹多见于急性外感热病，如流行性乙型脑炎、麻疹、烂喉丹痧、猩红热等，是邪热侵入营血，迫之外溢，热毒外发的表现。

望斑疹，主要是望斑疹的色泽和形态。一般以红润鲜明，分布均匀，疏密适中为顺；以晦暗不鲜明，分布疏密不均，或见而即陷为逆。红色浅淡鲜活为毒轻，深红紫赤为毒重，黑而晦暗为毒极，预后不良。形如豆瓣或红肿成片、成团，瘙痒难忍的是风疹。形如粟米，搔痒溃破流脓水的是湿疹。

三、望舌

望舌又称舌诊，是望诊的重要内容，也是中医诊断疾病的重要依据之一。舌诊的历史，已很悠久，早在《黄帝内经》中就有记载，以后历代均有发展，特别是到了明清，温热学说的发展，不仅大大丰富了舌诊的内容，而且成为温热病辨证论治的重点内容。

（一）望舌为什么能诊病

“有诸内，必形诸外”，这是中医诊断学的理论原则之一，内在脏腑气血的活动变化，必然能反映到体表上来，因而观察体表组织器官的变化，就能推断内脏的病变。

舌是人体的一个组织器官，它与内脏有着密切联系。这种联系表现在下列

3个方面。

(1)舌为心之苗，又为脾之外候：舌与心气相通，是心脏显露于外的一个苗窍，故有“心开窍于舌”的理论。所以，舌能反映心气、心血的盛衰，而且因为心藏血而主神明，是五脏六腑之大主，《素问·灵兰秘典论》说：“心者，君主之官也，神明出焉……故主明则下安……主不明则十二官危”。所以人体气血的盛衰，运行的情况，五脏六腑功能活动的情况，也能反映到舌上来。

口为脾窍，舌位于口内而司味觉。因此，舌与脾、胃的关系也很密切，脾胃为后天之本，后天之精的盛衰，关系到五脏六腑的功能活动。所以，不仅是脾胃的运化情况能反映到舌上来，就是五脏六腑功能的盛衰，也能反映到舌上来。

(2)经络相联系：手太阴肺经，系喉咙，连于舌本；手少阴之别系舌本；足少阴之脉夹舌本；足厥阴之脉络于舌本；足太阴之脉连舌本，散舌下。经脉内系脏腑，又是气血运行的通路，所以人体脏腑、气血、津液的虚实，疾病的浅深轻重变化，都能反映于舌。

(3)舌本身具有丰富的血液供应，舌黏膜薄而透明，乳头反应灵敏。因此，气血、津液、脏腑等生理、病理变化，就可以通过经络反映到舌上来。

上述舌与内脏三方面的联系，说明舌的变化与内脏是密切联系的，因而望舌的变化，就有助于疾病的诊断。脏腑病变反映到舌上来，常有它一定的部位，这就形成了舌分部候脏腑的方法。古代分部候脏腑的方法，各家稍有出入。其相同的是：舌根候肾，舌中候脾胃，舌尖候心。所不一致的是肝与肺，有以舌尖部候心肺，舌边候肝胆，中心候胃，中心的周围候脾。但一般认为是，舌根部、中部、尖部分作下、中、上焦。根部候肾，中部候脾胃，舌尖候心肺，舌边候肝、胆。

总之，舌分部候脏腑，在诊断上有一定的价值，但应结合具体情况，具体分析，不能过于机械地看待，还应将舌质和舌苔合参。

(二)舌诊的内容

舌诊的内容，主要包括舌质和舌苔两部分。一般来说，舌质主要反映脏腑的虚实，气血的盈亏，阴阳的盛衰；舌苔主要反映病位的表里浅深，病性的寒热、正邪斗争的消长。但疾病发生、发展、变化，常是人体脏腑、气血等与病邪交织在一起的，因而望舌，不能把舌质和舌苔截然分开，应当相互合参。

1.望舌质

舌质是指舌的肌肉、脉络组织，又称“舌体”。望舌质，主要观察色、形、态3个方面。

2.望舌色

正常舌色多呈淡红色，浅深适中，鲜活润泽。见于健康人，也可见于外感表证初期，或其他疾病，病情轻浅，机体一般情况尚好。病色可分4种。

(1)淡白舌：舌色较正常。舌浅、淡，主虚证。主要是由于阳虚气弱，气血不足，不能荣于舌所致。临床常见的有两种情况：一是舌体稍肥大，舌面润泽，舌边有齿印，呈荷叶边样，多属阳虚有寒，常见于内伤病的阳虚证；如舌面润泽津多的，常为阳虚不能化水的现象，均可见于阳虚停饮或阳虚水肿证。二是舌体接近于正常，或略瘦小，舌面润而津不多，多属气血两虚。可见于血虚证。

(2)红舌：舌色深于正常，呈鲜红色，主热证。主要由于热则血妄行，气血充盛脉络所致。红舌主热，但有虚热、实热之分。见于湿热证的：鲜红而不干是里热虽盛，但津液未伤。鲜红而干的是里热伤津。上两种外感病可见于阳明证及气分证，内伤病可见于心火上炎等证。鲜红而有芒刺的是血分热盛，常见于湿热病的邪热入营分证。见于虚热证的，如鲜红无苔是阴虚火旺，可见于结核病后期的肺胃阴虚、肝胃阴虚、心肾不交等证。现代医学所讲的急性感染、高热、中暑，以及细菌性心内膜炎等病，多见红舌。

(3)绛舌：舌色深于红舌，介于红舌与紫舌之间，常是红舌的进一步发展。主内热深重，邪热入于营血，亦有虚热、实热之分。实热证多见于外感热病，舌色纯绛的为温热病邪热入营的营分证，较上述红舌，热邪更甚。舌色深绛的为温热病邪热入血的血分证；绛而光亮为邪热入营血，胃阴已伤的证。虚热证的，多见于内伤病，阴虚火旺，久病的重证，绛而不鲜，干枯无津为肾阴已涸，阴液大伤。红舌与绛舌，据目前临床观察，多见于感染发热、烧伤和外科手术后的患者，但癌症晚期、甲状腺功能亢进、肝硬化腹水、结核病等亦可出现红绛舌。初步研究结果，红绛舌是因舌有炎症，使舌黏膜固有层毛细血管扩张充血所致。

(4)紫舌：舌色青紫或舌上有青紫斑块、瘀点，多属瘀血的征象。主病有寒热之分：①绛紫色深，干枯少津，属热，多为邪热炽盛，阴液已伤，血气壅滞不畅之证，多见于外感热病，邪热炽盛的脱证。②淡紫或青紫湿润，属寒，多因阴寒内盛，血脉瘀滞所致。可见于各种阳虚，阴寒内盛的危重病证。③舌见瘀斑、瘀点，多为血瘀之证。临床常多见于缺氧、高热、瘀血，如感染性休克、肺源性心脏病、胆囊炎、肝硬化等病。紫舌的形成，目前初步研究，认为主要与缺氧、门静脉及上腔静脉瘀血等因素有关。

总的来说，淡白舌多见于虚证；红绛舌多见于热证；青紫湿润舌为寒，干燥舌为热；舌色鲜明的正气未伤，晦暗的正气已伤；舌润的津液未伤，干燥的津液已伤。

3.望舌形

舌形，指舌的形状，包括舌质的荣枯老嫩和形体的异常变化。荣枯老嫩：舌体明润为荣，说明津液充足；舌体干瘪为枯，说明津液已伤；舌质纹理粗糙，形色坚敛焦老为老，属于实证、热证；舌质纹理细腻，形色浮胖娇嫩为嫩，多属虚证、寒证。

舌形的异常变化有以下几种。

（1）胖大舌：舌体较正常胖大，为胖大舌，有胖嫩与肿胀之分。①胖嫩：舌体胖大，舌质纹理细嫩，舌边常有齿痕，多属虚寒证，因为虚寒证多伤阳，阳虚津液不化，饮痰水湿阻滞，故舌胖嫩而色淡。如阳虚水肿，或阳虚饮停，多见此舌。②肿胀：舌体肿胀满口，多属实热证。色深红的，多属心脾热甚，如重舌。色青紫而黯的，多见于中毒。

（2）瘦薄舌：舌体瘦小而薄，称为瘦薄舌，由阴血亏虚，津液大伤，不能充盈舌体所致。如色淡白的，多是气血不足，心脾两虚。色红绛的，多是阴虚火旺，津液耗伤；或由热盛伤阴，津液大伤，往往表明情况严重。这种情况，多见于外感热病、邪热深入的阶段。

（3）裂纹舌：舌面上有各种形状的裂沟，称为裂纹舌。多由于阴液亏损，不能荣润舌面所致。见于外感病的，多为舌色红绛而有裂纹，为热甚伤阴所致。见于内伤杂病的，多为舌色淡白而有裂纹，常是阴血不足，不能上荣舌所致。正常人，亦常有裂纹舌，这是生理现象，无诊断意义。

（4）齿痕：舌体边缘，见牙齿痕迹，甚者如荷叶样，即为齿痕舌。多因舌体胖大而受齿缘压迫所致，故齿痕舌常与胖大舌并见。

（5）芒刺：舌乳头增生肥大，高起如芒，摸之刺手，称为芒刺舌。主邪热过盛，且邪热越重，芒刺越多越大。舌尖有芒刺，多属心火亢盛；舌边有芒刺，多属肝胆火盛；舌中有芒刺，多属肠胃热盛。此外，芒刺舌还须与舌色、舌苔合参。例如芒刺兼见舌质红绛而干的，多为阳盛伤阴；芒刺兼见黄燥苔或黑苔的，多为邪热盛极之候。

4.望舌态

态，指动态，望舌态，即观察舌体运动的变化。正常舌态，是舌体柔软，活动自如。病态舌态常见的有如下几种。

（1）强硬：舌体不柔软而强硬，活动不自如，屈伸不利，致使语言謇涩不清，多由于痰浊或瘀血阻络，或热邪炽盛，高热伤津所致。见于外感热病的，多属热入心包，痰浊内阻，或邪热炽盛，高热伤津，常见于温热病的高热之际。见于内伤杂病的，多为中风征兆。常与四肢麻木、半身不遂、口眼㖞斜等症状并见。

(2)痿软：舌体软弱，伸卷无力，转动不便，称为舌痿。多属虚证，气血虚损，阴液亏损，筋脉失养所致。见于久病的，如舌质淡，为气血两虚；舌质绛的，是阴亏已极。见于新病的，舌质多红而干，是热灼阴伤。

(3)颤动：舌体不自主地震颤，多为风象，有虚风、实风之别。蠕为微动，舌色淡，见于高年或久病之后的，是血虚动风；翼翼而动，舌色红紫，见于外感热病的，是热极生风，或肝风内动。

(4)吐弄：舌伸长，吐露口外的为吐舌；舌时时微出口外，立即收回口内，抵口唇上下或口角左右，称为弄舌。吐弄皆属于心脾热甚，以小儿为多见，病情较严重。一般来说，疫毒攻心，正气将绝时，多见吐舌；心脾热甚，津血耗伤，血不荣筋，肝风将动，多见弄舌。实际上，弄舌亦属风象之一。

(5)歪斜：舌体伸出时，舌尖歪向一侧，称为歪斜，多是中风的征兆，临床常见于中风或面神经麻痹。

(6)短缩：舌体短缩不能伸长，称为“短缩”，多为危重病证的表现。舌淡湿润，或兼青紫的，多属寒凝经脉；舌缩伴苔腻的，多属湿痰内阻；舌红绛而干的，多是外感热病热甚伤津的危证。

5.望舌苔

舌苔是舌体表面产生的一层苔状物，形如地面阴湿所生的苔，故名。正常情况下，舌苔是胃气熏蒸所致，所以苔薄白是正常现象。病理性舌苔，是由于胃气夹内热、秽浊之气、痰饮、食积等上蒸的反映，所以观察舌苔的变化，有助于疾病的诊断。正如《形色外诊简摩·舌质舌苔辨》所说：“苔乃胃气之所熏蒸，五脏皆禀气于胃，故可借以诊五脏之寒热虚实也”。一般来说，舌苔的变化，常能反映出病变的部位，疾病的性质及正邪斗争的情况。古人有“舌质候脏腑气血盛衰，舌苔候病邪盛衰”的说法，就是这个原因。

望舌苔，包括苔质和苔色两方面。

(1)望苔色：舌苔的颜色，一般可分为白苔、黄苔、灰苔、黑苔四种。

白苔：主表证、寒证。白薄而润，多见于外感病初期的表寒证，亦见于正常舌苔。这是因为病犹在表，尚未传里，舌苔不起明显的变化。舌淡苔白，常见于里寒证。薄白而干，多为外感风热表热证的初起。白厚而腻，多见于寒湿。痰饮、停食，如属寒者，亦可见白厚而腻苔。白厚而干，多见于里有湿邪，胃津不足。白如积粉，满布舌上，扪之不燥，是由于外感秽浊之邪，热毒内盛所致，常见于瘟疫，亦可见于内痈。白苔是临床最为常见的一种舌苔，其他颜色的舌苔，常都由白苔转化而成。

黄苔：主里证，热证。黄苔为邪热熏灼所致，故主热证。一般来说，邪热越重，黄色越深，淡黄为微热，深黄为热重，焦黄为热结。薄黄而润，是表邪开始化热入里，津液未伤，或温热病的初起。深黄而干，是里热炽盛，津液已伤。凡里热证，黄苔常与舌红绛并见。厚黄而腻，是里有湿热或食积。苔黄滑润，见于舌淡胖嫩者，为阳虚水湿不化。

灰苔：主里热证，亦见于寒湿证。灰色即浅黑色，常可发展为黑苔，亦即浅者为灰，深者为黑。可由白苔转化而来，也可与黄苔同时并见。苔灰而润，则多为寒湿内阻，或痰饮内停。苔灰而干，多属热炽津伤，亦可见于阴虚火旺。

黑苔：黑苔多由灰苔或焦黄苔发展而来，常见于疾病的严重阶段。主里证，主内热盛极，又主里阳虚寒盛。主寒主热之分，在于黑苔的润滑与燥裂。苔黑而燥裂，甚则生芒刺的，多为热极津枯；苔黑而滑润，多属阳虚寒盛。

临床上灰苔与黑苔，须注意与染苔的鉴别。如食乌梅者可将苔染黑。

(2)苔质分为厚薄、润燥、腻腐、剥落、有根无根 5 种。

厚薄：透过薄薄的苔，能隐约见到舌质的，为薄苔；不能见到舌质的，为厚苔。薄苔主表证，多见于表证初起，病邪轻浅，如外感表寒证的薄白苔，表热证的薄黄苔。厚苔皆主里证，见于外感热病的，为邪已入里，如伤寒的阳明证，温病的气分证，苔黄而厚，甚则黄厚焦干。见于内伤杂病的，是里有积滞，湿痰，如伤食、痰饮病等。由于薄苔皆主表，厚苔皆主里，所以观察舌苔薄厚的变化，能了解病邪的轻重和病情的进退。舌苔由薄变厚，表示病邪由表入里，由轻变重；由厚变薄，表示邪气得以内消或外退，病情由重变轻。

润燥：舌苔润泽，是津液上承之征，所以观苔的润燥，能测知津液的荣枯。舌苔干燥，望之枯涸，扪之无津，称为燥苔，如粗糙的，又称为糙苔。燥苔和糙苔都是津液亏竭，不能上承所致，两者是欠津的程度不同所致，多见于热盛伤津，或阴液亏耗的病证。如大承气汤证的苔焦黄糙裂，但也有因阳气虚不能化津上润而苔反燥的，如消渴证，五苓散证，但苔干而不黄，多为白干苔。苔面有过多水分，扪之滑利而湿，称为滑苔，水分更多的称水滑苔。多是水湿内停之征，如饮停胃脘，可见水滑苔。在病变过程中，舌苔的燥润，可以互相转化，如由燥苔转润，是热盛伤津，病势渐退，津液渐复之征；如由润转燥，则为热势加重，津液已伤，或邪从热化。

腻腐：苔质致密，颗粒细腻，擦之难去的称腻苔，是湿浊上蒸，阳气被阴邪所抑所致，故多见于湿浊、痰饮、食积等证。黄腻者属热，白腻者属寒，如湿热则见黄腻，寒湿则见白腻苔。苔如腐渣，颗粒较大，枯软而厚，如豆腐渣堆铺舌面，刮之易脱的，称腐苔，是胃中腐浊之气，随胃气上蒸所致，常见于食积、痰浊等病。

剥落：舌苔块状脱落，脱落处光滑无苔，边缘清楚，称为“花剥苔”。多见于虚证，多属胃的气、阴不足所致。如为腻苔花剥的，则为痰湿未化，正气已伤的现象。舌苔全部剥落，不再复生，以致舌面光滑如镜，称为“镜面舌”，是胃阴枯竭，胃气大伤的表现。

有根无根：有根苔，舌苔坚敛而着实，紧贴舌面，刮之不去，舌与苔如同一体，苔象从舌里长出来的，又称“真苔”。多为实证热证，表示有胃气。无根苔，舌苔不着实，似浮涂在舌上，刮之即去，不像从舌上生出来的，又称“假苔”，多见于虚证、寒证，表示胃气已虚。察舌苔之有根无根，对辨邪正虚实，胃气的有无，有重要的意义。

总之，观察舌苔的厚薄，可知邪气的浅深；舌苔的润燥，反映津液的存亡；舌苔的腐腻，可知脾胃的湿浊；舌苔的剥脱，可知胃气阴的虚实；舌苔有根、无根，可辨邪正虚实。

四、望排泄物

排泄物主要包括痰饮、呕吐物，大小便。望排泄物主要是观察它们的颜色、形状及质的变化。一般来说，凡排泄物清而稀白的多为寒证、虚证；凡黄浊稠黏的多为热证、实证。

(一)望痰饮

咳吐浊稠的为痰，清稀的为饮，临床上多痰饮并称。白而清稀的为寒痰，黄而稠黏的为热痰，质清多水泡的为风痰，白滑易咳出且量多的为湿痰，痰少而黏不易咳出的为燥痰。咳吐带血米粥状，其味腥臭的为脓血痰，见于肺痈；咳唾涎沫，口张气短的，多是肺痿。

(二)望呕吐物

呕吐物清澈无臭味，喜热饮的为寒呕(胃寒证)；呕吐物稠浊有食酸臭味，喜冷饮的，属热呕(胃热证)；呕吐痰涎，口干不欲饮的，多属痰饮；呕吐未消化食物，有酸腐味的为宿食(伤食证)；朝食暮吐，暮食朝吐，无臭味的，为反胃；吐物有脓血有腥臭味的，多是内痈。

(三)望大便

大便燥结而秽臭的多属实热证；大便稀溏，甚则完谷不化的，多属虚寒证；大便色黄如糜状而恶臭的，是肠中有热；大便有不消化食物残渣呈酸腐臭味的，为伤食证；大便有脓血又见里急后重的为痢疾或慢性非特异性结肠炎，无里急后重的为肠痈；大便色黑如柏油的，多是瘀血证，先便后血且血色黑褐的是远血（直肠息肉），先血后便的且血色鲜红的是近血（痔疮、肛裂）。

（四）望小便

清长无腥臭味属寒证，短赤而腥臭，属热证；尿血属热在下焦（尿频短涩淋沥刺痛），尿如膏状的为膏淋（肾虚、湿热、气化不利，不能制约膀胱）；尿有砂石的为石淋（湿热煎灼尿液，日积月累，尿中杂质结而成石）。

五、望小儿指纹

指纹是指浮露于示指内侧而可见的络脉，因其也是手太阴肺经的分支，故望小儿指纹与成人诊寸口脉有相似原理和临床意义。由于小儿寸口脉短小，三部九候不易分辨，而指纹却比较清晰。同时小儿切脉不易合作，望指纹较方便，故幼儿采用望指纹法。望指纹适用于 3 岁以下的婴幼儿，较大则指纹不显。

小儿指纹分风、气、命三关，即示指第一节部位为风关，第二节为气关，第三节为命关。望指纹主要是观察颜色、形态（包括指纹粗细、所在部位及纹络方面）的变化。

望指纹的方法：抱小儿向光，医师用手握小儿示指，以右手大指用力适中从命关向气关、风关直推数次，指纹越推越明显，便于观察。

第二节　闻　　诊

闻诊包括闻声音和嗅气味两个方面。闻声音，是听患者的语言、呼吸、咳嗽、呕吐、呃逆等声音的变化。嗅气味，是嗅患者口气、排泄物的气味变化，这都是运用医师的听觉和嗅觉来诊断疾病的方法。

一、闻声音

（一）语言

患者多言语，声高有力的，多属实热；少言语，声音低微或断续不继的，多属虚寒。这是因为实热病阳盛气实，虚寒病阳衰气虚的缘故。例如咳喘病的声高息涌，气虚证的低微懒语。此外，如神识不清，语无伦次，声高有力的称“谵语”，因其常与神昏同见，故又称“神昏谵语”，属实证，多见于外感热病热入心包。精神衰疲，语言重复，不相接续（唠唠叨叨）的称“郑声”，属虚证，为神气大伤，心气内损。

自言自语，喃喃不休，见人便停止的，称“独语”。这是心气不足，病情危重。慢性病后期，常见此情况，并常伴有幻觉，如遇已故人等，故有“独语如见鬼状”的说法。声哑失音，见于新病的，多属外感，肺气不宣，见于久病的，多是肺肾阴虚，小儿阵发尖声惊叫，表情惊恐的，多是惊风；睡中啮齿为胃肠有积滞或寄生虫。

（二）呼吸

呼吸气粗的，属热属实，常见于外感热病；呼吸气微的，属虚证，常见于内伤久病。呼吸困难，张口抬肩，不能平卧的是喘证；呼吸急促，喉中痰鸣如水鸡声的是哮证。呼吸短促不能接续的，称“短气”，见于虚证的为宗气不足所致；见于实证的为胸中阻隔，气道不利。呼吸微弱无力，不足以息的称“少气”，为气虚证，同上短气属虚的概念。

（三）咳嗽

咳声重浊的是实证，如感冒咳嗽及痰浊阻肺；咳声无力，声低气怯的是虚证，常见于久病肺虚。咳嗽阵作，咳时气急，连声不促，终止时作鸡鸣样声的，是顿咳；咳如犬吠声的，多是白喉。

（四）呕吐

有声有物称“呕”，有物无声称“吐”，有声无物称“干呕”。凡吐势徐缓，声音低微无力，多属虚寒；如吐势较猛，声音响亮有力的，多为实热。

（五）呃逆

气逆上冲咽喉，发出一种不自主冲击声，其声呃呃，连续不断，故称“呃逆”，又称“哕”，俗称“打嗝”。一般呃逆，多为一时性的胃气上冲，或咽物匆促，或食时风寒入胃所致，不治自愈。若呃声不断，声高而短，响亮有力，多属胃实热证；若呃声低而长，微弱无力的，多属胃虚寒；若见于久病之后，呃声低微，不能上冲咽喉而出，半日始呃一声的，是胃气衰微的危证。

总的来说，凡患者语言、呼吸、咳嗽、呕吐、呃逆等声音重浊，响亮，调高，气粗，有力的都属实证；凡声音较清，细弱，调低，气微，无力的多属虚证。

二、嗅气味

(一)口气

口有臭气，多属消化不良，或有龋齿；口出酸臭气的，是胃有滞食；口出臭秽气的，是胃火炽盛，或肝胆实热，如慢性胆囊炎感染；口出腐臭气的，多是牙疳(坏死性牙龈炎)或内痈。

(二)痰涕

咳吐脓痰，或夹血，有腥臭味的，是肺痈。鼻出臭气，流浊涕经常不止的，是鼻渊(副鼻窦炎)。

(三)大小便

大便臭秽为热，清稀无臭气的是寒；小便腥臭，多为湿热下注。矢气奇臭的，多是消化不良，夜食停滞。

(四)带下

色黄而臭的，是湿热；色清而稀，无臭味的，是寒湿或肾虚。

第三节　问　　诊

问诊，是医师对患者或其陪诊者进行有目的询问病情的一种诊断方法。有关起病过程、治疗经过、平素体质及既往病史、家属病史，特别是现在患者的自觉症状等，只有通过问诊才能了解，所以问诊是诊断疾病的重要环节。

问诊，首先要抓主诉，因为主诉一般都是患者自觉痛苦的主要症状。然后围绕主诉，按辨证要求，有目的地询问，做到问诊与辨证结合起来。例如主诉是头痛，如起病突然，持续性疼痛，伴见恶寒、发热、咳嗽、鼻塞的，是外感风寒表证的头痛；如果是头痛日久，绵绵不休，时轻时重，伴见心悸、不眠、面白、舌淡的，是内伤病的血虚头痛。

问诊既要抓住重点，也要了解一般。没有重点，就抓不住主要矛盾，则会主次不分；如果不做一般了解，又容易遗漏病情。

问诊的内容，除了年龄、性别、籍贯、婚姻、职业、住址等一般情况外，症状是辨证的主要依据，故将症状的主要询问内容，简介于下。

一、问寒热

寒热，即恶寒发热，是较为常见的症状。

患者感觉怕冷，加衣被或近火取暖仍觉寒冷的，称为恶寒。如怕冷，甚至手足发凉，加衣被或近火取暖而有所缓解的，称为畏寒。患者发病时间有规律的，一日一次的，称为潮热。如胸中烦热，并见于手足心热，称为五心烦热；如自觉骨蒸发热，而肌肤不热的，称为骨蒸劳热。

疾病的恶寒发热，有同时并见的，有单独出现的；其寒热，也有不同的特点，以及不同的兼证等。问清这些情况，有助于辨别各种不同的证候，现将常见的寒热证分述于下。

（一）恶寒发热同时并见

新病初起，恶寒与发热同时并见，多见于外感表证，故有“有一分恶寒，即有一分表证”的说法。由于外感表证有属于风寒与风热的不同，因而其恶寒发热的轻重及其兼证也不相同。

(1)恶寒重发热轻，这是风寒表证的特征。因为寒邪束于表，卫阳被伤，故恶寒重；卫阳被寒邪郁闭，不得宣泄，故无汗而发热；寒性收引凝滞，经脉凝滞不通，故除伴见无汗外，还伴见头身疼痛而脉浮紧等症状。

(2)发热重而恶寒轻，这是风热表证的特征。因为风热为阳邪，阳邪在表故发热重。病属表证，故微恶寒。阳主疏泄，腠理开泄，卫外不固，所以汗出，汗出则腠理疏，故微恶风。因其为风热阳邪，而又汗出，故常伴见口渴，脉浮数等症。

(3)表证发热恶寒的轻重，不仅与病邪的性质有关，而且与正气的盛衰也有关系。如邪轻正衰症状为恶寒发热常较轻；邪正俱盛症状为恶寒发热多较重；邪盛正衰症状为恶寒重而发热轻。

（二）但寒不热

临床常见有两种情况。一是畏寒肢冷，蜷卧，喜着衣被，面色苍白，是阳虚里寒证。因阳虚不能温煦所致，亦即“阳虚则寒”。二是寒邪直中脏腑，阳气被伤，也可见畏寒，或病变部位冷痛，亦即“阴盛则寒”。如寒邪直中胃肠的畏冷，脘腹冷痛，肠鸣腹泻。

（三）但热不寒

发热不恶寒而但恶热，临床常见的有下列几种。

1.壮热

特点为发热，不恶寒而反恶热，肌肤灼热。伴见口渴、多汗、苔黄、脉数。本证多由风寒表证，或风热表证入里化热而成；亦有直接发生的，即风热之邪直中于里而形成的。如伤寒的阳明经证，温热病的气分证。原因是邪热入里，正盛邪实，里热炽盛，阳热内蒸，即“阳盛则热”。

2.潮热

发热如潮有定时，一般多在下午。临床常见有 3 种情况。

(1)阴虚潮热：午后或入夜低热，一般不超过 38 ℃，因下午阴气升，阴虚不能制阳，故热多见于午后。特点为五心烦热，甚至有热自深层向外蒸发的感觉，故又称为“骨蒸潮热”。常伴见盗汗、颧红，口咽干燥不欲饮，舌红脉细数等症状。如肺结核、慢性胆囊炎等病。原因：阴虚生内热。

(2)湿温潮热：身热不扬，午后热甚，多伴见胸闷呕恶，头身困重，大便溏薄，苔腻等症状，常见于温热病的中焦湿热证。原因：湿遏热伏于中焦脾胃，湿性腻滞，热难透达。

(3)阳明潮热：日晡时热甚，故又称“日晡潮热”，伴见腹满拒按，大便燥结，手足汗出，舌苔黄燥，甚则生芒刺等症状，见于阳明腑实证。原因：邪热结于阳明胃肠，日晡为阳明气旺时，故热甚。

3.长期低热

发热日期较长，而热度仅较正常体温较高，一般不超过 38 ℃。亦有患者自觉发热，而体温并不高的。长期低热的病机很复杂，这里仅介绍“气虚发热”。气虚发热，热势缓慢伴有汗出，有时有轻微的恶寒感觉。劳倦则甚，并伴见面色㿠白，食少乏力，短气懒言，舌淡脉虚等症。原因：①气虚及血，血虚而热；②气虚，阳气外浮。

4.寒热往来

恶寒与发热交替而作，即恶寒时不发热，发热时不恶寒。多属邪在少阳。

(1)少阳证：邪在半表半里，冷一阵，热一阵，频繁发作，伴见胸胁苦满、口苦、咽干、目眩、不欲饮食等症。原因：邪气既不在表，又不在里，正邪交争，两不相下。

(2)痢疾：寒战与壮热交替，发有定时，一日一次或二三日一次。原因：疟邪伏藏于半表半里之间，入与阴争则寒，出与阳争则热，故其病先寒后热，休作有时。并伴有头痛、汗出热退，持续反复，经久不愈。

二、问汗

出汗的机制可见于“阳加于阴谓之汗”“腠理发泄，汗出溱溱，是谓津”。出汗还关系到汗孔的启闭，汗孔是卫气所司，所以卫气郁而外泄，可出汗；卫气不能固表，腠理不密，可出汗。因此，导致出汗的原因很多，如阳盛、气虚、阴虚等都能出汗，因而出汗可见于各种病证。

（一）表证辨汗

表证无汗，多属外感风寒的表实证。如伤寒表实证，因寒主收敛，使腠理致密，汗孔闭塞所致。表证有汗，多属外感风邪的表虚证。如太阳中风，外感风寒及卫气虚而复感外邪的表证。因风性开泄，热性升散，风热在表，腠理疏松而汗出。

（二）自汗

经常汗出，活动后更甚。若与身疲、气短、乏力等并见的为“气虚自汗”；若再见形寒怕冷的，为“阳虚自汗”。这是因为气虚卫外不固所致，因动则生阳，故活动后则更甚。临床还须辨五脏，如肺气虚、心气虚、脾气虚等都可见气虚自汗；脾阳虚、心阳虚、肾阳虚，也都可见阳虚自汗。

（三）盗汗

睡则汗出，醒则汗止，称“盗汗”，多属阴虚，故又称阴虚盗汗。这是因为阴虚则阳亢，阳热亢盛，蒸发阴津而为汗。入睡汗出，是因为入睡后，阳不入阴所致，故常与潮热、骨蒸、五心烦热、失眠、颧红、口咽干燥等症并见。临床上肺阴虚、肾阴虚、心阴虚等均可见到。

（四）大汗

汗出量多，如淋如雨，其病有实热、里虚的不同。汗出蒸蒸，并见高热不退，烦渴饮冷，脉洪大等症，是阳热内盛，迫汗外泄的实热证，如阳明经证、气分证等。大汗淋漓，伴有呼吸喘促、神疲气弱、四肢厥冷，脉微欲绝等症，则为阳气外亡，津随阳泄的亡阳证。这种汗称为“绝汗”，又称“脱汗”。此外，还有亡阴证的大汗。

（五）战汗

先见全身战栗而后汗出的，称作“战汗”，是温热病邪正斗争病情发展过程中的转折点。如汗出热退，脉静身凉，是邪去正安的转好现象；如汗出而烦躁不安，脉来疾急，为邪胜正危的危候。

（六）头汗

头汗出有虚实的不同。

(1)见于实证：①上焦邪热熏蒸，伴见烦渴、苔黄、脉浮数等症。②中焦湿热郁蒸，伴见身重倦怠，小便不利，苔黄腻等症。

(2)见于虚证：①见于大病之后，或老年人气喘的头额汗出，则多为气虚不摄所致。②重病末期，突然额汗大出，则是虚阳上越，阴虚不能附阳，阴津随气而脱的危象。

(七)半身汗

半侧身体出汗，或左、或右、或上、或下。其原因有二：一为风痰或风湿阻滞经脉，致使经脉中气血运行不周；二是营卫不周，气血不和所致。

半身汗出，常为中风、偏瘫的预兆。正如《素问·生气通天论》说："汗出偏沮，使人偏枯"。

(八)手足心汗

手足心为手厥阴、足少阴两阴经所过之处。如手足心汗出过多，则为阴经郁热熏蒸所致。

三、问痛

疼痛发生的原因，总的来说是经络闭阻，气血不通，不通则痛。引起经络闭阻的原因很多，如感受寒邪，或气滞血瘀，或痰浊凝滞，或虫积食积等。虚也可以致痛，如气血不足，脏腑经脉失养，以致经脉拘急而痛。痛是临床常见的症状之一，可发生于各种部位。由于疼痛的原因不同，其疼痛的性质也不一样。

(一)疼痛的部位

1.头痛

头痛可分外感头痛和内伤头痛两大类，前者见于外感病，后者见于内伤病。

(1)见于外感病的特点：起病突然，不同于内伤头痛的起病缓慢；疼痛持续不休，不同于内伤头痛的时痛时止。外感头痛，又有风寒头痛，风热头痛和风湿头痛之分。①头项强痛，上连头项，伴见无汗，恶风寒，或有发热，脉紧的为风寒头痛。这是因为太阳主一身之表，太阳经气所过，寒侵犯太阳经，太阳经气闭阻的缘故。②头痛而胀，伴见发热、有汗，脉浮数为风热头痛。这是因为风热之邪上壅，热则血妄行，气血上壅于头的缘故。③头痛沉重如裹，伴见周身骨节酸重，苔腻脉濡的为风湿头痛。因为湿邪闭阻清阳，而湿性重浊黏滞的缘故。

(2)见于内伤病的特点：起病缓慢，时痛时止，可分为肝阳头痛，痰湿头痛，血虚头痛，气虚头痛等。①肝阳头痛，头晕而眩，伴有耳鸣、目眩等症状。这是肝阳上亢，气血上冲所致。②痰浊头痛，痛而昏晕，有沉重感，伴见胸闷、苔腻，脉滑等症。因痰湿中阻，清阳不升所致。③血虚头痛，隐隐而痛，绵绵不休，时轻时重，伴见面白苔淡，脉细无力等症。④气虚头痛，头痛而晕，绵绵不休，站立更甚，伴见乏力、自汗、脉弱等症状。因头为诸阳之会，气虚清阳不升的缘故。

2.胸痛

胸闷痛而痞满多为痰饮；胸胀痛而走串，嗳气痛减为气滞；胸痛而咳吐脓血为肺痈；胸痛喘促而伴有发热，咳吐铁锈色痰为肺热；胸痛、潮热、盗汗、痰中带血为肺痨；胸痛彻背，背痛彻胸为胸痹；胸前憋闷，痛如针刺刀绞，甚则面色灰滞，出冷汗为真心痛。

3.胁痛

胁肋胀痛，固定不移动，按之痛甚，呼吸咳嗽时加剧的，是饮停于里的悬饮证（渗出性胸膜炎）。胁肋胀痛，性急易怒，精神抑郁加剧的，是肝郁气滞。胁痛如刺，固定不移，舌质紫黯的，是瘀血内阻。

4.脘痛

疼痛隐隐，喜热恶寒，脉多沉迟的，是胃寒疼痛；反之，喜温恶热，口渴尿赤，苔黄脉数的，是胃热疼痛。

胃脘疼痛，按之痛减，或得食痛减并见倦怠少气的，是胃虚疼痛。胃脘痛如针刺，痛处不移，或有积块可扪，是血瘀疼痛。胃脘胀满而痛，嗳腐恶食的，是食积疼痛。

5.腹痛

痛在脐周围，喜温喜按，四肢发凉，大便溏泄的，是脾胃虚寒疼痛；痛胀拒按，大便秘结的，是腑实证疼痛；痛而胀，无定处，时减而复如故，揉按矢气则舒的，是气滞腹痛；痛处不移，痛如针刺，或有积块，按之痛甚，舌见瘀斑的，为血瘀腹痛；绕脐而痛，乍痛乍止，按之或有条索感，面部有虫斑，唇内有小碎点，大便有时带虫，或喜食泥、破布等异物的，是虫积腹痛。

6.腰痛

痛在腰脊，痛处发凉喜暖，遇气候变化加剧的，是寒湿疼痛；腰脊疼痛，绵绵不休，腿足酸软，不耐久立的，多属肾虚腰痛；腰痛在一侧，痛处不移，按之痛甚，转侧不利的，多是挫伤、瘀血疼痛。

7.四肢痛

四肢疼痛包括关节、肌肉、经络，常见的有两种情况。一是风寒湿邪的侵袭，阻碍气血的运行，其痛多与气候变化有关；二是气血虚，不能达于四肢，或水谷精气不能达于四肢的疼痛，其痛多伴有气血虚的见证。

8.足跟疼痛

足跟疼痛，甚则连及腰脊的，多属肾虚。

(二)疼痛的性质

由于引起疼痛的病因，病机不同，故疼痛的特点也不一样。

1.胀痛

胀而且痛的多是气滞。如胃脘胀痛——中焦寒凝气滞；胸胁胀痛——肝郁气滞；头部胀痛——肝阳上亢，或肝火上炎——气血壅滞。

2.重痛

重痛多属湿邪困遏气血。如四肢困重，或周身酸重疼痛的多属湿邪，如风湿在表，中焦湿热。头裹痛的，可见于表湿证，中焦痰湿证。

3.刺痛

刺痛是瘀血疼痛的特点之一。

4.绞痛

痛如绞割，多因有形实邪闭阻气机而成。如心血瘀阻的真心痛，蛔虫上窜的脘腹痛，石淋引起的小腹痛等。

5.灼痛

痛有灼热感而喜凉的为灼痛，多由火邪所致。如痈疡未溃的红、肿、热、痛。

6.冷痛

痛有冷感而喜热恶凉的为冷痛，多因寒邪阻络或阳气不足所致。如寒凉饮食伤脾胃之阳的脘腹冷痛，风寒痹证的关节冷痛等。

7.隐痛

疼痛并不剧烈，但绵绵不休，持续时间较长，一般多是气血不足，气血不荣所致。如血虚头痛、气虚头痛等。

8.掣痛

抽掣或牵引而痛为掣痛，多由筋脉失养或阻滞不通，经络拘急牵引所致。临床常见的有两种情况：一是肝主筋，故掣痛与肝病有关；二是寒客经络，经络牵引拘急。

四、问睡眠

睡眠多与“阳不入阴”及“心主神明”有关，《灵枢・口问》说：“阳气尽，阴气盛，则目瞑；阴气尽而阳气盛，则寤矣”。

张景岳云：“寐本于阴，神其主也。神安则寐，神不安则不寐”“寐本于阴，阳入于阴,阴阳相交则神安,阳不入阴,阴阳不交则神不安而不寐。"睡眠的异常,主要有失眠和嗜睡两种。

(一)失眠

失眠又称"不寐"或"不得眠",临床表现:①不易入睡;②睡而易醒不能再睡;③时时惊醒,睡不安稳,甚则彻夜不眠。其致病原因,常见的有两个方面:一是阴血不足,阳热亢盛,以致阳不入阴,心神不舍,难以入寐。如心肾阴虚,心火炽盛,心烦不寐,见于心肾不交证。心脾两虚,血不养心,心神不藏而不寐,多伴见心悸、易惊、多梦等症状,见于心血虚证。二是由于痰火,食积干扰所致。如胆热痰扰的失眠,多伴见口苦、苔黄腻、易怒等症状。胃有夜食,所谓"胃不和则卧不安"。

(二)嗜睡

嗜睡见于阳虚的,神疲欲寐,闭眼即睡,呼之即醒,或朦胧迷糊,似睡未睡,似醒未醒。如少阴心肾阳虚的"但欲寐"。嗜睡见于痰湿困遏清阳的,则头目昏沉嗜睡,食少,苔腻,脉滑。见于急性热病的,邪入心包,多与神昏谵语并见。

五、问饮食口味

(一)口渴与饮水

口渴与否,反映人体津液的盛衰与输布的情况。在病变过程中,口不渴者,是津液未伤;口渴者为津液已伤,或因别种原因津液不能上承,濡润口腔所致。如口渴多饮,为热邪伤津;若饮冷的,为热邪炽盛,多见于阳明证或气分证。

口渴喜热饮,饮并不多,多为热邪夹湿,湿遏热郁所致。口渴欲饮,饮后不适,或饮入则吐,小便不利的,多为痰饮内停,阳不化水,水津不能上承所致。

急性热病,口渴而不多饮,伴有午后热甚,烦躁谵语,舌红绛脉细数的,为邪热入于营血的营分证、血分证。口渴咽干,漱水而不欲咽,脉涩,舌有瘀斑的,多为瘀血内阻,津液不化所致。大渴引饮,饮一溲一的,为消渴。

(二)食欲与食量

胃主纳,脾主运,脾胃的病变,最易反映于饮食的异常,故问患者饮食的异常,对诊断脾胃的病变有重要的意义。食欲减退或不欲食,称"胃纳呆滞",是脾胃功能失常的表现。但有虚实证之分。见于虚证的,多见于久病,并伴有面色萎黄、形瘦、倦怠等症,这是因为脾胃气虚,运化功能衰减,水精不足所致。见于实证:湿困脾土,脾气不运,故伴见胸闷、腹胀、肢体困重、舌苔厚腻等症。

厌恶食物,或恶闻食臭,称"厌食",亦称"恶食",多因伤食所致。故伴见脘腹胀痛、嗳腐酸臭、苔腻脉滑等症，这是因为食滞于内，胃气不降，脾气不升，故脘腹作胀；食腐上逆则嗳腐酸臭。

临床上还有两种厌食值得注意，一是妊娠，亦见厌食，但有恶心呕吐，且多见于早晨，同时伴有喜酸、月经停止、脉滑等症状。这是因为冲脉之气上逆，胃失和降所致。二是厌油腻厚味，伴见右胁胀痛的，多为肝胆湿热（肝炎）。这是因为木气郁而不舒，影响脾胃升降失常（木克土）所致。

1.消谷善饥

食欲过于旺盛，食后不久即饥者，和“消谷善饥”。多见于胃阳过亢，胃火炽盛，因腐熟太过所致。

2.饥不欲食

饥而不欲食，或进食亦不多，称“饥不欲食”。多因胃阴不足，虚火上扰所致，伴见口干舌红苔少，理同阴虚火旺的咽干不欲饮。

3.易饥多食

易饥多食，常见于两种病证：①伴见大便溏泄，消化不好，这是胃强脾弱。②伴见小便多，形体消瘦的，是消渴病的中消证。

在疾病发展过程中，特别是内伤杂病，食量的增减，对疾病预后的推断有一定的意义。如疾病发展过程中，原来食欲不振，食量不多，但逐渐增加的，这是好现象，是胃气渐复的表现。原来食欲受影响不大，但食量逐渐减少，这是坏现象，是脾胃功能逐渐衰败的表现。

若久病本不能食，但突然暴食的，是脾胃之气将绝的征象，称为“除中”，也是“回光返照”的表现之一。

（三）口味

口苦多见于热证，特别是肝胆实热，这是胆热胆气上逆所致。口甜而腻，多属脾胃湿热；口中泛酸多为肝火犯胃；口中酸馊多为食积内停；口中味淡常见于脾虚不运。

六、问二便

（一）大便

1.大便干燥坚硬

排出困难，甚则闭结不通，可见于以下几种情况。

（1）实热证：邪热与燥屎互结，大便秘结不通。肠中有燥屎，故腹痛而拒按；邪热熏蒸，故身热不寒冷而反恶热；热盛伤阴，津液耗竭，故小便短少；肠胃结热，故苔黄腻而干，甚则燥裂。

(2)津亏血燥：津亏血燥，致使粪便干燥难下。临床常见于产后及素体津亏，或热病后期。

(3)阳虚寒凝：常见于素体阳虚及老年人。由于命门火衰，下焦阳虚，大肠传导失职，粪便不能下行，故必伴见形寒肢冷，面色㿠白等症。

(4)气闭：肠中气不下降，壅滞闭结，致使大便不能下行，因见便时黏滞不爽，或数日一行。由于气滞，故见脘腹满闷，矢气则快；气逆而上行，则见嗳气频频，胁肋胀，或气逆喘咳。

2.大便稀软不成形

大便稀软不成形可见于以下几种情况。

(1)溏泄或泄泻，便次增多，便稀不成形，甚则是水样。常见于脾失健运，小肠不能分别清浊，水走肠间所致。

(2)先干后溏，多属脾胃虚弱。

(3)时干时稀：多是肝郁脾虚，肝脾不和，肝郁则气滞，大便壅于肠则干；脾虚则不运，水入肠间则稀。

(4)水粪夹杂，下利清谷，五更泄泻，多为脾肾阳虚。

(5)泻下黄糜，热臭：多属大肠湿热。

(6)大便夹有不消化食物：如泻下清谷——脾阳不足，饮食不化；泻下酸腐臭秽——伤食积滞。

3.其他现象

(1)排便时，肛门有灼热感——热迫直肠。

(2)大便滑脱不禁，肛门有下坠感，甚则脱肛——脾虚下陷。

(3)里急后重——痢疾。

(4)便色黑如柏油，便利——瘀血。

(5)腹痛则泻：泻后痛减的——伤食；泻后痛不减的——肝郁脾虚。

(二)小便

尿量过多，其病在肾，多是虚寒，肾阳不化，水液不能化气上升之故，亦见于消渴证。尿量短少，既可见于津液不足，小便无源，亦可见于气化不利。

见于津液不足的，常因热甚伤津，或大汗、大吐、大泻、损伤津液，化源不足所致。见于气化不利的，常因肺、脾、肾功能失常，气化不利，水液代谢障碍，水湿内停。其临床表现见于以下几个方面。

(1)小便癃闭：点滴而出为癃，闭而不通为闭，一般统称“癃闭”，有虚实之分。

见于实证的，常因湿热下注，或瘀血，结而阻塞。见于虚证的，常因肾阳不足，不能气化，水液代谢障碍，不能下渗膀胱，故下见无尿而上见水肿。

(2)小便次数减少，除属津液亏耗，化源不足外，还常见于气化不利，水湿内停。

(3)小便频数：次数增多的为频数。频数短赤而急迫的，多属下焦湿热；频数量多而色清的，多属下焦虚寒，肾气不固，膀胱失约。尿后余沥不尽，多属肾气不固，常见于老年人。尿失禁，见于成人的，多属脾胃气虚；脾气下陷，肾气不能固摄所致。睡中不自主的排尿，为“遗尿”，多属肾气不足之证。

(4)小便时尿道疼痛：如有急迫、艰涩、灼热等感觉的，多属湿热下注的淋证。

七、问经带

(一)月经

1.经期

(1)先期

经期提前八九天以上的。①热迫血妄行，多见于阴虚火旺。②气虚不能摄血，血行无制，多见于脾气虚证。③肝气郁结，气郁化火，或迫血行。

(2)后期

错后八九天。①寒凝气滞，血行不畅。②血少，任脉不能按时充盈；③肝郁气滞，气不导血行。④痰湿内阻，气滞血瘀。

(3)无定期

或前或后，经期错乱。多因肝气郁滞，或因脾肾虚损，或瘀血积滞。

2.经量

(1)月经量多：多因血热，冲任受损，或气虚不能摄血。

(2)月经过少：多因血虚生化不足，或因寒凝、血瘀、痰湿阻滞等。

(3)停经：停经3个月以上，而未妊娠者为停经，又称“闭经”。因生化不足，气虚血少者属虚证；血瘀不通，或血寒凝滞所致者，属实证。

3.色质

色淡红质稀，血少不荣，属虚证；色深红质稠，属血热内炽，为实证。色紫黯有块，乃寒凝血滞，或为瘀血。

4.问行经腹痛

(1)痛经：行经前或经期间，腰腹作痛，甚则不能忍受，经后即止，多属寒凝或气滞，或瘀血。

(2)小腹胀痛:多属气滞血瘀。

(3)小腹冷痛:遇暖则缓者,多属寒凝。

(4)经后小腹隐痛、腰酸者:为血气亏虚,脉络失养。

(二)问带下

带下有白带、赤带、赤白带、黄带之别。带下色白者,为白带;带下淡红,似血非血者,为赤带。白带中混有血液,赤白分明者,为赤白带。带色淡黄者,为黄带。其临床表现为以下几个方面。

(1)带下量多色白,清稀如涕,多属脾虚湿邪下注。

(2)带下色黄,黏稠臭秽,或伴有外阴瘙痒,多属湿热下注。

(3)带下色赤,淋漓不断,微有臭味,多属肝经郁热。

(4)带下晦暗,质稀薄而多,腰腹酸冷,多属肾虚。

八、问小儿

问小儿比较困难,有的小儿叙述不清,有的不能自述,所以大部分依靠询问家长。问诊时除注意常见病一般内容外,还要注意出生以前(包括孕育和产育期)的情况,曾否出麻疹、种牛痘,学语、学行迟早,是否断乳,有无受过惊恐,以及父母兄弟姐妹的健康情况等。

临床问症状不能拘于上述项目和顺序,而应根据实际需要,进行选择、补充和灵活掌握。

第四节　切　　脉

切脉又称"诊脉"或"脉诊",文献上也有称作"候脉""持脉"。切脉,是医者运用指端触觉,切按患者的动脉,探查脉象,以了解病情的一种方法。

切脉诊病的方法,几千年来经过历代医者的不断研究,并从临床实践中积累了极其丰富的经验,形成了比较系统的理论,指导了临床实践。

早在两千多年前的《黄帝内经》一书中,就有了切脉的记载。《黄帝内经》中除了指出"寸口"部诊脉外,还详载了遍诊头、手、足三部九候的诊法,后人称这种方法为"遍诊法"。汉代张仲景著的《伤寒杂病论》在《黄帝内经》脉法的基础上,提出了人迎(颈外动脉)、寸口(桡动脉)、趺阳(足背动脉)的三部诊法,施用于辨证论治，作为辨证的重要依据之一。《黄帝八十一难经》（简称《难经》）本《黄帝内经》的“寸口诊法”，进行了发挥，提出了“独取寸口法”。到了晋代，王叔和在前人的基础上，结合了自己的临床经验，又进行了整理和充实，编著了中医第一部脉学专书《脉经》。《脉经》的问世，对中医的诊断学，做出了卓越的贡献，成为后世医家必读之书。

必须指出，切脉虽然对诊断疾病有着重要的意义，但由于病理变化的复杂性，各种因素的影响及人手指感觉的片面性，因此，切脉只能作为辨证时的重要参考，还必须“四诊合参”，免致延误病情。那种以一诊代四诊，或单凭切脉一项来诊断疾病的作风，是过分扩大了切脉的作用。

诊脉，目前还停留在用手指触觉来区别脉象，这对初学者来说，确实不易掌握。因此，学习诊脉，除了熟悉脉诊的理论，方法外，主要通过反复的临床实践，才能逐渐掌握，更重要的还在于今后运用新的科学成就，来进行整理研究，将中医学的脉学提高到一个新的现代化的水平。

一、切脉为什么能诊病

脉是血行的隧道，气附于血，所以诊脉是候五脏六腑之血气。正如李时珍所说：“两手六部皆肺经之脉，特取此以候五脏六腑之气耳，非五脏六腑所居之处也”。

（一）肺朝百脉

《难经·一难》：“十二经皆有动脉，独取寸口以决五脏六腑死生吉凶之法，何谓也？然：寸口者，脉之大会，手太阴之动脉也”。指出寸口乃手太阴肺经的动脉，“朝百脉”，而五脏六腑之气血，皆会于肺。

（二）脾胃为各脏腑气血之源

《素问·五脏别论》：气口何以独为五脏主?”此句曰：“胃者，水谷之海，六腑之大源也。五味入口，藏于胃，以养五脏气，气口亦太阴也。是以五脏六腑之气味，皆出于胃，变见于气口”。指出太阴脾经与肺经相通，而手太阴肺经起于中焦脾胃，脾胃为各脏腑气血之源。

（三）肺经为十二经之终始

十二经脉气血的循环流注，起于手太阴肺经。因此，全身脏腑经脉气血的情况，都可以通过手太阴肺经，从寸口脉上反映出来。

二、切脉的部位和方法

诊脉部位，虽有遍诊法，三部诊法和寸口诊法，但由于寸口的动脉部位比较明显，切诊方便，故后世皆采用独取寸口的方法。

寸口划分三部，即寸、关、尺。以掌后内侧高骨（桡骨茎突）的部位为“关”，关前（远侧）为“寸”，关后（近侧）为“尺”。从关至尺长一寸，从关至寸，长九分，共长一寸九分，故《难经·二难》说：“尺寸终始一寸九分，故曰尺寸也”，简称叫“寸口”。因为此处是脏腑经脉之气的聚会处，故又名“气口”。

切脉时，让患者取坐位或仰卧位，要求手臂与其心脏近于同一水平，手掌向上，前臂平放，以使血流通畅。诊脉时，先用中指按在高骨（桡骨茎突）定关部，称作“中指定关”。然后示指和无名指轻轻放，示指即寸部，无名指即尺部，三指的疏密，随患者的身体高矮，手臂长短而适当地调整。然后用三指的指腹接触脉体，细心寻按。

寻按时，须运用3种指力。开始轻用力，在皮肤为浮取，又称“举”；然后中等度用力，在肌肉为中取，名为“寻”；再重用力，在筋骨为沉取，又称“按”。这样寸、关、尺三部，每部又分为浮、中、沉三候，称为三部九候，但这与遍诊法的三部九候，名同而义异。

3指平布同时切脉，称为“总按”。为了有重点的了解，某一部脉象，也可用一指轮流举按，这叫“单按”或“单诊”。临床上，总按与单诊常配合使用。

小儿寸口部位狭小，不能容纳3指，可用“一指（拇指）定关法”，而不细分3部，3岁以下的小儿，可用望指纹来代替切脉。

此外，还有“反关脉”（动脉见于腕后外侧），“斜飞脉”（动脉从桡骨茎突的上部，斜向虎口），这是生理的畸形，不作病脉论。

切脉时要求环境安静，患者在较大活动及刚吃饭、运动等情况下，不宜立即诊脉，医师亦必须思想集中，把注意力集中于指下，才能仔细体会脉象。《素问·脉要精微论》所说：“持脉有道，虚静为宝”，就是这个意思。

其次，每次诊脉时间，不应少于一分钟，古代要求须满五十动，一个五十动未辨清楚，可延至第二个五十动。《灵枢·根结》说：“持其寸口，数其至也，五十动而不一代者，五脏皆受气”。张仲景也十分重视五十动，曾在《伤寒论》自序中批评那些仓促持脉，随便做出诊断的医师说：“动数发息，不满五十，短期未知决诊，九候曾无仿佛……夫欲视死别生，实为难矣。”

在诊脉中，有关寸、关、尺三部分候五脏的问题，历代医家稍有出入，一般认为左为心肝肾，右为肺脾肾（图2-1）。

左	右
心……寸	寸……肺
肝……关	关……脾
肾……尺	尺……命

图 2-1　三部分候脏腑的方法

这种三部分候脏腑的方法，在某些情况下，有一定的实践价值，现在一般采用的不多，有待进一步研究。

三、脉象及主病

(一)正常脉象

正常脉象指健康人的脉象，又称“平脉”或“常脉”。平脉的基本形象：一息脉来四至、五至，三部有脉，应指和缓有力，从容有节，不快不慢，并随生理活动，四时气候变化及年龄的不同，而有相适应的变化。

这种脉象，前人认为是有“胃”“神”“根”的表现。

1.胃

“胃”是指胃气。人体营卫气血，脏腑经络等一切功能活动的正常与否，决定于胃气的有无。《素问・平人气象论》说：“有胃则生，无胃则死”。因此，脉象也以胃气为本。胃气在脉象上的表现，说法不一，有认为是不浮不沉、从容和缓的，也有认为是不疾不徐、节律一致的，概括起来，不外是脉来去从容，节律一致。凡病脉，不论浮沉迟数，但有从容和缓之象的，便是有胃气。

2.神

“神”指脉中的神气，亦称“脉神”。心主血而藏神，脉为血之府，心神健旺，脉象自然有神，心神虚衰，脉神便受影响。实际上，神的表现，是精气盈虚的反映，所以神旺则精气充盈，神衰则精气亏虚，神去则精气绝。所以《素问・移精变气论》说：“得神者昌，失神者亡”。神在脉象中的表现，说法也不一致，有认为是“柔和”的，有认为是冲和的，概括起来是脉象和缓有力。不论何脉，凡是和缓有力的，均是有神之象。

3.根

“根”指尺脉而言。尺脉候肾，肾气是人体生命活动的根本，肾气犹存，犹树木之有根，枝叶虽枯，根本不坏，尚有生机。故患者肾气未绝，脉必有根。正如《脉诀》说：“寸关虽无，尺犹不绝，如此之流，何忧殒灭。”脉象有根的表现是尺部沉取，从容不迫，应指有力。

但正常脉象，随着自然气候，环境的不同，亦有相应的变化。如《素问・脉要精微论》说："春日浮，如鱼之游在波；夏日在肤，泛泛乎万物有余；秋日下肤，蛰虫将去；冬日在骨，蛰虫周密，君子居室"。脉象的变化其中可分为几个方面。

(1)性别方面：成年女性较成年男性脉跳软弱而略快。

(2)年龄方面：年龄越小，脉跳越快，婴儿脉急数，可达 120～140 次/分；五六岁，常为一息六至，为 90～110 次/分。

(3)肥瘦方面：瘦人多稍浮，肥人多较沉。

(4)活动方面：剧烈运动，长途远行，或喝酒、饱餐、情绪激动时，脉多快而有力；饥饿时脉来较弱等。

以上均属正常脉象。

(二)病脉与主病

病脉总结了有 28 种，这些种脉象主要是从脉位、次数、形态、节律、气势和通畅程度等方面来体会辨别。

1.浮脉

脉象：浮在肌表，轻按即得，如水漂木，重按反觉搏动力量相对减弱。"举之泛泛而有余，按之稍减而不空"。

特点：脉搏显现部位表浅。

主病：表证，浮而有力为表实，浮而无力为表虚。

分析：外邪侵袭体表，病邪在肌表经络，卫气抗邪于外，正邪斗争于肌表，气血趋于肌表，故脉象应指而浮，且浮而有力，多见于感冒和某些外感发热病的初期。如果在表的卫气不足，虽浮而无力，主表虚。临床可见以下几个方面。①久病阳虚和阴虚，亦可出现浮脉。这是因为阳虚虚阳外越，或阴虚阳气不能依附而外亡，亦可突然出现浮脉，因其为虚证，所以虽浮而无力，这是病情严重的表现，故有"久病逢之却可惊"的说法，切不可当外感表证治。②体质虚弱，或肌肤丰厚，或肥胖体型，或重度水肿的患者，虽有表证，其脉浮常不明显(抗邪无力，气血不能盛于表的缘故)。③亦有风寒侵袭之初，不见浮脉，反见紧象，以后才出现浮脉。这是因为寒邪突然侵袭，卫气尚未能及时进行抵抗的缘故。

相似脉可分为以下几种。

(1)散脉。脉象：浮大无根，则六脉浮取脉形虽大，但无力，稍一用力则按不着，故有"散似扬花无定踪(言其轻飘散)"的描述。主病：脏腑精气将绝，多见于危证。分析：精气将绝，正气耗散所致。

(2)芤脉。脉象：应指而浮大，但上下两旁皆有脉形，按之中空，"如按葱管"。

主病:失血、伤阴。常见于突然大量失血,或属于过汗、大吐、泻后伤津的反映。分析:由于失血过多,或因过汗伤津,则阴血虚于内,故脉来中空;阳气浮于外,故脉来浮大。芤脉多见于突然大失血之后,若久病血虚,则脉管收缩,脉象细小。

2.沉脉

脉象:与浮脉相反,沉取始得,轻按反不明显。

特点:脉象显现部位深在。

主病:里证。有力为里实,无力为里虚。

分析:病邪在里,气血闭阻,则脉见沉象。若病邪在内,而正气不衰,抗邪有力,邪正相搏,则脉沉而有力,是谓里实证。如阳明腑实证。如病邪在里,而正气已虚,脉象难以鼓动,则脉沉而无力,是谓里虚证,如脾虚、肾虚证,可见此脉。沉脉主里证,但个别外感表证初起,由于体内阳气被遏抑,也可出现暂时的沉紧脉象。

相似脉可分为以下几种。

(1)伏脉。脉象:较沉脉部位更深,须重按推筋着骨始得,甚至暂时伏而不显。主病:邪闭、厥证、痛极。分析:阴寒邪气内伏,气血不得宣通之故。

(2)牢脉。脉象:脉来实大弦长,浮取、中取均不应指,惟沉取始得,坚牢不移。主病:阴寒积聚,常见于癥瘕、痞块、疝气等病。分析:阴寒积聚在里,故脉见坚牢;气血不得宣通,故脉见深在,着骨始得。

3.迟脉

脉象:脉来迟慢,一息不足四至(每分钟60次以下)。

主病:寒证。有力为冷积(实证),无力为阳虚(虚证)。

分析:寒则气收,寒凝气滞,脉道气血凝滞,运行缓慢,故脉见迟。若沉寒冷积,积则邪实,故脉有力,寒则血滞,故脉迟,因而脉迟而有力,是为寒实证。如冷饮寒食积滞肠胃,可见此脉。若阳虚内寒,运血无力,故脉迟而无力,是谓虚寒证,如五脏阳虚证,可见此脉。其临床表现可见于:①邪聚热结,阻滞血脉流行,亦可见迟脉,但必迟而有力,同时必伴见发热、便秘等症。如伤寒阳明病可出现脉迟,均脉迟不可概认为寒证,当脉证合参。②重体力劳动者,或运动员,脉多迟,不作病脉论。

相似脉为缓脉。缓脉有正常脉和病脉两个不同的概念。正常缓脉:一息四至,脉来从容不迫,均匀和缓,是正常人的脉象,亦称缓脉。病脉缓脉:一息四至,但脉来迟缓松懈,有缓慢之感。主病:湿邪,脾胃虚弱。分析:湿性黏滞,气血被湿所困,或脾胃虚弱,气血不足以充盈鼓动,所以脉来迟缓。

4.数脉

脉象:与迟脉相反,一息脉来五至以上(相当每分钟 90 次以上),“去来促急”。

主病:热证。有力为实热,无力为虚热。

分析:数脉为阳盛之脉,邪热鼓动,气血运行加速,故见数象。实热内盛,正气不衰,正邪相争,故数而有力。如外感热病,风热之邪在表,脉多浮数;邪热在里的阳明证、气分证,可见洪数脉。久病阴虚,虚热内生,血行亦快,但数而无力。如阴虚证的脉细数无力,虚阳外浮的脉见数大无力,按之豁然而空等。在体力劳动、运动、进餐、情绪激动时,皆可出现一时性的数脉,不作病脉论。

相似脉为疾脉。脉象:脉来一息七至以上,往来急疾。特点为数而碍手。

主病:热极,阴竭阳越,病情危重。

分析:元阳无制,或真阴竭绝,随阳气外越,元气将脱,故脉急疾而无根。

5.虚脉

脉象:三部脉举按皆无力,隐隐蠕动于手下,指下有软而空虚的感觉,是无力脉的总称。

主病:虚证。多为气血两虚,但以气虚为多见。

分析:气不足以运血,则脉来无力;血不足以充脉,故按之空豁。临床可见于内伤久病体衰及各种慢性消耗性疾病,亦可见于外感病的伤暑。

6.实脉

脉象:与虚脉相反,来去俱盛,三部举按皆较大而坚实有力,是有力脉的总称。其被形容为“浮沉皆得大而长,应指无虚愊愊然”。

主病:实证。

分析:邪盛而正气不虚,正邪相搏,气血壅盛,故搏动有力。临床多见于高热伴有大便秘结、停食、气血郁结的患者。

7.滑脉

脉象:往来流利,向前滚动,应指圆滑,指下有如圆珠滚动感,“往来流利,如盘走珠”。

主病:痰饮、食滞、实热等。

分析:痰、食内滞,邪气壅盛,气实血涌,往来流利,故脉来应指圆滑。常见于痰饮咳喘,饮食停积,以及发热的患者。①妊娠期,由于血流量增大,多见滑脉,初产妇更明显。②健康人,由于气血充盈,营卫充实,亦可见滑脉,但滑而冲和,不作病脉论。③滑数同其流利,似有快急,但不同于数脉的次数多。

相似脉为动脉。脉象：脉来滑数有力，但搏动部位短小，应指跳动如豆。“如豆大，厥厥动摇”。

主病：惊、痛。

分析：痛则阴阳不和，气为血所阻滞；惊则气血紊乱，脉行躁动难安，故均见动脉（惊、痛，则气血逆乱，经脉紧张，故见动脉）。

8.涩脉

脉象：与滑脉相反，往来艰涩不畅，“如轻刀刮竹”。

主病：气滞、血瘀、精伤、血少。

分析：气滞、血瘀，脉道受阻，故血流艰涩而不畅，如正气不虚，则多涩而有力，可见中风偏瘫，癥病结块等证。精伤、血少，不能濡润经脉，故脉气往来艰涩而无力。可见于失血、腹泻及遗精、滑精等患者。

9.细脉

细脉又称小脉。

脉象：脉细如线，应指明显，起落分明。

特点：脉道窄，且波动小。

主病：气血两虚，以血虚为主，诸虚劳损，又主湿邪内侵。

分析：营血亏虚，不能充盈经脉，气不足又无力鼓动血行，故脉体细小；湿邪阻压脉道，亦见细脉。常见于虚劳病，血虚证，阴虚证及贫血等。

相似脉分为以下几种。

（1）濡脉。浮小而细软，轻按可得，重按反不明显，故亦属浮脉类，但浮而细软，故不同于浮脉。主病为诸虚，主湿。分析：精血虚而不荣于脉，脉道细小，故主诸虚。湿邪在表，表证脉浮，有湿邪压抑脉道，故浮而细小，当与证合参。本脉常见于气血虚而有表证，及表邪夹湿等证。

（2）微脉。极细而软，似有似无，欲绝非绝，至数不明。主病为阳气衰危。分析：阳气虚衰，鼓动无力，故脉微。常见于心肾阳虚及暴脱患者。

说明：微脉与细脉的区别：细脉虽细，但至数分明。微脉则细而软弱无力，至数不清，起落模糊。

（3）弱脉。沉细而应指无力，即沉细而软弱，但应指分明。主病为气血两虚诸证。分析：血虚脉道不充，气虚脉搏乏力，故脉来沉细软弱。

10.洪脉

脉象：与细脉相反，脉体宽大，浮中沉三取均有力，而以浮取时力量更大，有浮大满指的感觉，且来的力量大，去的力量轻。“洪脉极大，状如洪水，来盛去衰，滔滔满指”。

特点：脉体阔大，且波动大。

主病：邪热亢盛，故多与数脉并见。

分析：内热充斥，脉道扩大，气盛血涌，故脉见洪象。临床多见于高热患者，且常与数脉并见。临床表现：①高热伤阴，阴虚于内，阳盛于外，也可见洪脉，但洪而无力。如外感热病，高热伤阴的阶段，多属病重。②洪脉亦属浮脉类，与浮脉的区别：洪脉以波动大，轻按即得，很似浮脉，但以脉体宽大，重按稍减的特点与浮脉有别。

相似脉为大脉。脉形亦大于常脉，但不似洪脉之有汹涌之势。主病为邪热盛实，又主气虚。分析：邪气盛实，则脉来大而有力；气虚不能内守而外越，则大而无力。

11.弦脉

脉象：端直而长，直起直落，搏指有力，如按琴弦。

特点：脉管硬，或张力大。

主病：肝胆病、痛证、痰饮。

分析：肝主疏泄，以柔和为贵，肝病肝气不柔，则经脉劲急而有力，即出现弦脉。诸痛，则经脉亦劲急，痰饮则正邪交争，经脉亦劲急，故皆见弦脉。弦脉见于阳热病的，多弦大兼滑(滑为热象)。见于阴寒病的，见弦紧兼细。

此外，肝、肾、肺受肝病影响时，亦多见于弦脉，如肝胃不和、肝脾不和、肝火犯肺等。

相似脉分为以下几种。

(1)紧脉。脉来绷急，应指紧张有力，状如绞转绳索。“紧脉有力，左右弹手”。主病为寒、痛。分析：寒主收引，受寒则脉道收缩而拘急，故见紧脉。如寒邪在表，脉多浮紧；寒邪在里，脉多沉紧。痛证经脉亦收缩拘急，故见紧脉，如寒邪上犯头痛、肠胃寒痛、胆道蛔虫等。

(2)革脉。脉象：脉来弦急而中空，如按鼓皮。主病为亡血、失精。分析：精血内虚，故中空；气无所附而附于外，故见弦急。常见于半产、崩漏等病证。

12.代脉、促脉、结脉

脉象：三脉都是有歇止的脉象，它们的不同点在于以下几个方面。①代脉：脉来缓弱，动而中止，止有定数(有规则地歇止)，间歇时间较长。②促脉：脉来急数，时而一止，停跳无规律。③结脉：脉来缓慢，时而一止，停跳无规律。

代、促、结分别主以下病证。

(1)代脉：主脏气衰弱。元气不足，以致脉气不相接续所致。临床可见于元气衰微，一脏之气将竭绝的重症；风证、痛证、七情惊恐、跌仆损伤，主要因为气血逆乱，脉气不相接续所致。

(2)促脉：阳热亢盛，气滞血瘀或痰食停积等证。这是因为阳盛热实，阴不和阳所致。凡血气、痰食、肿痛等诸实热证，均可见此脉，但促而有力。若见于疾病的后期，促而细小无力，多是虚脱之象。

(3)结脉：寒痰瘀血，阴盛气结。这是由于阴盛而阳不和，脉气阻滞所致。可见于寒痰瘀血等症。

以上这些脉的基本形态和主病，掌握这些基本特征，在临床上就可以结合运用。

四、按诊

按诊，是医师用手直接按压触摸患者肌肤、手足、脘腹等部位，以测知局部冷、热、软、硬、压痛、痞块等异常变化，来推断疾病的部位和性质的一种诊断方法。

(一)按肌表

1.寒热

肌肤灼热的为"阳盛则热"。有表热、里热、虚热的不同。初按热甚，久按热反转轻的——热在表；久按其热更甚，热自内外蒸的——热在里；肌肤热泛而无熏腾的——虚劳发热；身寒多衣，四肢发凉，则为"阳虚则寒"。

2.润燥肿胀

皮肤润泽——津液未伤；干燥或甲错——津液已伤或内有干血；重手按之不能即起，凹陷成坑的——水肿；按之凹陷，举而即起的——气肿。

(二)按手足

手足俱凉——阳虚寒甚，手足俱热——阳盛热炽。手心热——内伤病；手背热——外感病。

(三)按脘腹

1.按脘部

心下按之硬而痛的是结胸，心下满，按之濡软而不痛的，多为痞证；心下坚硬，大如盘，边如旋杯，为水饮。

2.按腹部

腹痛喜按为虚，拒按为实。腹胀满，叩之如鼓，小便自利的属气胀；按之如囊裹水，小便不利的是水鼓。腹内有肿块，按之坚硬，推之不移，痛有定处为癥为积，多属血瘀；肿块时聚时散，或按之无形，痛无定处的，为瘕为聚，多属气滞。腹痛绕脐，左下腹部按之有块累累，但考虑燥屎内结，腹有积聚，按之硬，且可移动聚散的，多虫积。右侧少腹部按之疼痛，有反跳痛的多是肠痈。

(四)按腧穴

按腧穴，是按压身体上某些特定穴位，以了解这些穴位的变化与反应，从而推断内脏的某些疾病。

腧穴的变化主要是出现结节或条索状物，其异常反应主要有压痛或敏感反应。如肺病可在肺俞穴摸到结节，或中府穴有压痛。肝病在肝俞和期门穴有压痛。胃病在胃俞和足三里穴有压痛，肠痈在上巨虚(阑尾穴)有压痛。

腧穴按诊的原理，是因为经络的气血在身体表面聚集，注入某些重点的腧穴，所以机体内部的病理变化，也常常在该处产生一定的反应。于是，我们就可以观察这些腧穴的变化反应，来推断体内的疾病。《灵枢·背腧》指出："则欲得而验之，按其处，应在中而痛解，乃其腧也。"这种按诊法简便而易行，又有治疗作用，值得推广。

第三章

针灸、推拿基本理论

第一节　针灸疗法基本理论

一、针灸疗法的作用原理

针灸治疗的作用原理包括疏通阻滞经络、运行凝滞气血、调整失和阴阳，以及扶正祛邪。正如《灵枢·九针十二原》所说："欲以微针通其经脉，调其血气，营其逆顺出入之会"。针灸经脉可以使经络通畅，气血运行正常，则脏腑器官、体表肌肤及四肢百骸得以濡养，可以发挥其正常的生理功能，可以治疗疼痛、麻木、肿胀等病证。此外，通过经络阴阳属性、经穴配伍和针灸手法等方法，调整阴阳，达到阴阳调和的状态，从而达到针灸治疗的最终目的。

疏通阻滞经络是针灸治疗最基本、最直接的作用，运行凝滞气血是其主要生理功能之一。经络"内属于腑脏，外络于肢节"。针灸疏通经络、运行气血主要是指根据经络循行，选择相应的腧穴、针灸手法，达到通畅经络、使气血运行正常的目的。

调整失和阴阳是针灸治疗的最终目的，主要是通过经络阴阳属性、经穴配伍和针灸手法完成的。如中风后出现的足内翻，从经络辨证上可确定为阳(经)缓而阴(经)急，治疗时采用补阳经而泻阴经的针灸方法，平衡阴阳。扶正祛邪既是疾病向良性方向转归的基本保证，又是针灸治疗疾病的作用过程。在临床上扶正祛邪就是通过补虚泻实原则来实现的。

二、针灸治疗的原则

(一)补虚泻实

《素问·通评虚实论》曰："邪气盛则实，精气夺则虚。"实指邪气有余，虚指正气不足，故泻实就是祛除病邪，补虚就是扶助正气。《灵枢·经脉》曰："盛则泻之，虚则补之……陷下则灸之，不盛不虚以经取之"，再如《灵枢·九针十二原》曰："虚则实之，满则泻之，宛陈则除之，邪盛则虚之。"皆是针灸治疗中补虚泻实原则的具体运用。虽然经脉篇之"盛""虚"乃指脉而言，并非指证之虚实，但临床可以根据脉象的虚实、沉浮，作为判断病证虚实、确立针灸补泻的依据。针灸的补泻主要通过医师的针灸手法及穴位的选择来完成。

1.虚则补之，陷下则灸之

"虚则补之"就是虚证应该用补法。其主要是通过针灸手法中的补法和偏补的穴位来实现的。如在有关脏腑经脉的原穴施行提插、捻转等针灸补法，可达补益阴阳气血之功。"陷下则灸之"属于"虚则补之"的范畴。虽然"陷下"有如下几种观点：一是指中气不足，失于固摄而导致脏腑功能低下或有关组织下垂，如子宫脱垂灸百会、气海、关元穴以升提举陷；二是如《灵枢·经脉》曰："十五络者，实则必见，虚则必下，视之不见"，乃指血络空虚；三是如唐·王冰在注解《灵枢·经脉》中云："脉虚气少，故陷下也"，是指脉象沉浮无力；四是指阳气暴脱，脉微欲绝之危象。但经脉篇中的"陷下则灸之"是指受寒后络脉陷下，此时宜用灸法治疗。

2.实则泻之，宛陈则除之

"实则泻之"就是实证采用泻法治疗。泻法主要通过针灸手法的泻法和选用偏泻的穴位来实现。如医师在穴位上施行提插、捻转等针灸泻法；选取偏泻的穴位如十宣、水沟、丰隆、血海穴等。"宛陈则除之"是指对于经脉瘀阻不通引起的病证，应用清除瘀血的方法以起到活血化瘀的目的。临床中清除瘀血多用三棱针点刺或梅花针散刺出血，以活血化瘀、消肿止痛，如病情较重，可在之后加拔火罐，可以排除更多的恶血，促进病愈。

3.不盛不虚以经取之

当脏腑、经脉的虚实表现不甚明确时，仅由于脏腑、经脉本身的病变，其属于本经自病者，治疗应在本经取穴，采用平补平泻的针灸手法。

(二)清热温寒

"清热"就是热性病证治疗应用"清"法；"温寒"就是寒性病证治疗应用"温"法。再如《灵枢·经脉》曰：热则疾之，寒则留之"，这则是清热温寒原则在针灸操作中针对热性病证和寒性病证的具体应用。

1.热者疾之

热性病证的治疗原则是浅刺疾出或点刺出血，手法宜轻而快，不留针，针用泻法，以清泻热毒。例如，风热感冒，当取大椎、曲池、合谷、外关等穴浅刺疾出，即可达到清热解表的目的。若伴有咽喉肿痛，可用三棱针在少商穴点刺出血，以加强泻热、消肿、止痛的作用。

2.寒者留之

寒性病证的治疗原则是深刺而久留针，以候气，达到温经散寒的目的。加艾灸更能助阳散寒，使阳气得复，寒邪乃散。例如，脾肾阳虚之泄泻可艾灸神阙穴，关元穴久留针以达到助阳散寒。

（三）治病求本

在治疗疾病的过程中要运用中医理论和诊断方法，认真地分析其发病的本质，去伪存真，坚持整体观念和辨证论治，以抓住疾病的根本原因，采取针对性的治疗方法。

1.急则治标

急则治标就是在当标病处于紧急情况下，首先要治疗标病，以抢救生命或缓解患者的急迫症状，为治疗本病创造有利条件。例如，高热抽搐，应当首选大椎、水沟、合谷、太冲等穴，泄热、开窍、息风止痉，然后再根据疾病的发生原因从本论治。

2.缓则治本

在一般病情不急的情况下，病在内者治其内，病在外者治其外，正气虚者固其本，邪气盛者祛其邪。治其病因，症状可解，治其先病，后病可除。这就是“优其所主，先其所因”，治病求本的指导思想。

3.标本同治

当标本俱急或俱缓时，宜标本同治。关于标本同治的先后顺序，《灵枢·师传》记载：“春夏先治其标，后治其本；秋冬先治其本，后治其标。”

（四）三因制宜

1.因时制宜

《素问·八正神明论》所云：“凡刺之法，必候日月星辰四时八正之气，气定乃刺之。”在应用针灸治疗疾病时，考虑患者所处的季节和时辰有一定意义，因为四时气候的变化对人体的生理功能和病理变化有一定影响。春夏之季，阳气升发，人体气血趋向体表，病邪伤人多在浅表；秋冬之季，人体气血潜藏于内，病邪伤人多在深部。故春夏宜浅刺，秋冬宜深刺。如精神疾病多在春季发作，故应在春季之前进行治疗；痛经患者应在月经期前一周开始治疗。

2.因地制宜

《素问・异法方宜论》云:"医之治病也,一病而治各不同,皆愈何也?岐伯曰:地势使然也。"东南西北中五方地势不同,人们的生理病理各异,故治疗当因地制宜。在寒冷地区,治疗多用温灸,而应用壮数较多;温热地区,应少用灸法。

3.因人制宜

《素问・终始》云:"凡刺之法,必察其形气",《素问・三部九候论》云:"必先度其形之肥瘦,以调其气之虚实。"故因人制宜是根据患者的性别、年龄、体质等不同特点确立治法的治疗方案。如治疗妇人病时多考虑调理冲脉、任脉;体质虚弱、皮肤薄嫩、对针灸较敏感者,针灸手法宜轻;体质强壮、皮肤粗厚、针感较迟钝者,针灸手法可重些。

第二节　推拿疗法基本理论

一、推拿疗法的作用原理

(一)平衡阴阳、调整脏腑

人体是一个对立统一的有机整体,人体内部的所有生理和病理变化均可以用阴阳来概括。人体阴阳相对平衡失调是一切疾病发生、发展的根本原因,推拿疗法是在辨证论治和辨病论治的理论指导下,根据证候阴阳偏盛偏衰的属性,通过运用不同性质的手法,或补其不足,或泻其有余,使机体失于平衡的阴阳重新恢复平衡,达到阴平阳秘的治疗目的。推拿主要是通过运用各种手法刺激体表相应的腧穴,通过经络的传导从而达到调整脏腑功能的作用。

(二)疏通经络、运行气血

经络内属脏腑,外络肢节,通达表里,贯穿上下,将人体各部分联系成一个有机的整体。气血为人体生命活动的物质基础,必须通过经络才能输布周身,以温养濡润各组织和器官,维持机体的正常生理功能。经络有感应刺激、传导信息的作用。当人体的某一部位受到刺激时,这个刺激就可沿着经络传入人体内有关脏腑,使其发生相应的生理或病理变化。而这些变化,又可通过经络反映于体表。推拿疗法通过手法对人体体表的直接刺激可促进气血的运行。另外，通过手法对机体体表作功，产生热效应，从而加速了气血的运行。

（三）理筋整复、滑利关节

筋骨相互连接构成人身的支架，有支撑形体、保护内脏和进行运动的功能，又是人体的运动器官。筋骨关节需要经脉气血的温煦与濡养，只有经脉畅通、气血调和、阴阳平衡，才能确保机体筋骨强健、关节滑利，从而维持正常的活动功能。各种原因使筋骨关节受损，必累及气血，导致气滞血瘀，阻塞经络，为肿为痛，从而影响肢体关节的活动。因此，治疗的关键在于使经脉气血得以运行流畅。推拿疗法能够通过手法作用于损伤的局部，整复骨错位、筋出槽，分离粘连，滑利关节，从而促进气血运行、消肿祛瘀、理气止痛，达到筋强骨健的目的。

（四）缓解拘急、消肿止痛

拘急是指肢体牵引不适，有紧缩感并伴屈伸不利之症，常见于四肢及腹部。拘急是一种自然的保护机制，然而持久的拘急可挤压穿行于其间的神经与血管，从而形成新的疼痛源，使肿痛难消。推拿疗法可以加强损伤组织的血液循环，促进损伤组织的修复；在加强循环的基础上，促进因损伤而引起的血肿、水肿的吸收；对软组织有粘连者，则可帮助松解粘连，缓解痉挛。比如，推拿对寒湿蕴结背部引起的拘急疼痛者，可用㨰法、按法作用于背部，使其发汗，驱散寒湿，则背部拘急疼痛易于松解；对肝血亏虚不能养筋引起的痉挛，可揉关元、肾俞穴以补益肝肾之本，再按揉其病变部位，以缓解痉挛，有较好疗效。

二、推拿疗法的治疗原则

（一）未病先防，既病防变

未病先防、既病防变是指在未发生疾病之前或发病后，采取各种有效措施，以防止疾病的发生和发展，正所谓“不治已病治未病，不治已乱治未乱”，这是中医学预防疾病思想最突出的体现。推拿疗法通过调阴阳、通经络、和气血、扶正气，使机体阴阳平衡、经络通畅、精气旺盛、气血充足，从而达到未病养生、防病于先，欲病施治、防微杜渐，已病早治、防止传变的作用。

（二）治病求本，三因施治

针对疾病的根本原因进行辨证论治和因人、因地、因时的三因施治是推拿疗法的一个重要治疗原则。

1.治病求本

《素问·阴阳应象大论》所言的“治病必求于本”，充分阐述了对疾病的临床治疗原则。医师应在错综复杂的临床表象中，认真探求疾病发生的根本原因，然后采取针对性治疗方法。

急则治标，缓则治本。所谓急则治标是指当标病处于紧急的状态下，首先要治疗标病，其目的是抢救生命或缓解患者的最急迫症状，为治疗本病创造有利的条件；缓则治本主要用于慢性病和急性病恢复时期，针对其发病原因进行根治性治疗。

临床运用治病求本这一法则时，还须正确掌握“正治与反治”。正治是临床常用的治疗方法。多数疾病的征象与疾病的性质相符，采用“寒者热之，热者寒之”，即逆者正治，是推拿疗法临床中最常用的方法之一，如寒邪所致的疼痛，可采用擦法、摩法以达到温阳散寒的作用；反治指顺从病证的外在假象而治的原则，又称“从治”，但究其实质，仍是在治病求本原则指导下针对疾病本质而进行的治疗。临床常用的方法有通因通用、塞因塞用、热因热用、寒因寒用。

2.三因施治

(1)因时施治：指治疗疾病时，需要考虑患者所处的季节和气候变化，根据不同时间、温度的变化特点来调整治疗方案。

(2)因地施治：由于地理环境、气候条件的不同，人体生理功能、病理特点也有区别，因此，治疗手法应该因地而异。

(3)因人施治：即是根据患者的性别、年龄、体质等不同，制订个性化的治疗方案。推拿治疗更需要注意因人制宜，如患者体质强、施术部位在腰臀部、四肢部病位深层的，手法刺激量宜大；患者体质弱、小儿患者，操作部位在头面、胸腹，病变部位轻浅的，手法刺激量宜轻。

(三)平衡阴阳，扶正祛邪

1.平衡阴阳

疾病的发生、发展及转归机制虽复杂，但总不外乎阴阳的失调。因此，调整阴阳、恢复阴阳的相对平衡亦是推拿疗法主要疗效机制之一。推拿平衡阴阳的原理主要通过手法、经络、穴位、动静状态、操作方向等实现。手法轻柔和缓者为阳，具温补之功；刚劲强力者为阴，具清泻作用。临床治疗阴虚阳亢者，除使用常规手法外，可采用补肾经的方法即自太溪穴沿小腿内侧推至阴谷穴，或按揉涌泉穴；阳虚阴盛者采用温阳之法，如阳虚而致五更泄泻，可摩揉关元穴，擦肾俞、命门穴等。

2.扶正祛邪

正气与邪气的盛衰变化，对于疾病的发生、发展及其变化和转归，都有重要的影响。疾病的发生与发展是正气与邪气斗争的过程。正气充沛，则人体有抗病能力，疾病就会减少或不发生；若正气不足，疾病就会发生和发展。扶正的目的是为了使正气加强，有助于抗御和祛除病邪。祛邪主要是祛除病邪对人体的侵犯、干扰和对正气的损伤，其目的也是为了保存正气。推拿治疗通过轻柔、和缓、操作时间较短的补法来增加患者体质，提高抗病能力；通过刚劲、强力、操作时间较长的泻法来祛除患者体内的邪气，以达到正复邪去、战胜疾病、恢复健康的目的。

第四章

骨科病证的针灸、推拿治疗

第一节 颈 椎 病

颈椎病是指颈椎椎间盘退行性改变、颈椎骨质增生及颈部损伤等引起脊柱内外平衡失调，刺激或压迫颈部血管、神经、脊髓而产生的一系列临床症状的综合征。

颈椎病中医分型有风寒湿型、气滞血瘀型、痰湿阻络型、肝肾不足型和气血亏虚型，与西医对颈椎病分型的颈型、神经根型、脊髓型、椎动脉型、交感神经型及其他型并非呈一一对应的关系。临床治疗时，往往需要同时参照中医和西医分型，根据不同类型再分期治疗；辨证施治时，除了气血、脏腑辨证，还需结合辨经论治。

一、针灸治疗

(一)体针

1.取穴

(1)主穴：分两组。①颈夹脊穴 4～7；②哑 1～4、风池、天柱、大椎穴。

(2)配穴：神经根型加肩井、胛缝、曲池、合谷、后溪、养老穴；椎动脉型加百会、四神聪、太阳、头维、三阴交、太溪、行间穴；交感型加百会、四神聪、心俞、肝俞、胆俞、太冲穴；脊髓型加足三里、太阳、外关、委中、阳陵泉、环跳穴。

(3)哑 1～4 位置：哑 1 与哑 2、哑 4 均位于督脉上，哑 1 为第 2、第 3 颈椎棘突间（哑门下 1 寸），哑 2 为第 3、第 4 颈椎棘突间，哑 4 为第 6、第 7 颈椎棘突间（大椎上 1 寸）。哑 3 在哑 2 旁开 0.5 寸（双侧）。

(4)胛缝穴位置：肩胛骨内缘压痛点。

2.治法

主穴每次选1组,可轮流选用。其中第1组穴,一般取夹脊颈5～6,如颈肩痛麻至腕指,可均取;第2组穴每次仅选哑1～4中之1个穴,余穴选1～2穴。配穴据不同症型,取2～4穴。

夹脊穴操作:取(0.25～0.30)mm×(40.0～50.0)mm的毫针,向脊椎方向呈75°角刺入或旁开夹脊穴呈45°角刺入,至针尖有抵触感即退针5分。采用提插结合小幅度捻转,促使针感传导。疼痛重者紧提慢插,肢体麻凉甚者紧插慢提。一般则用平补平泻法。哑1、哑2、哑4穴,均为直刺1～2寸,反复提插不捻转,哑3进针法同夹脊穴。要求取穴准确,得气后轻提插3～5分钟或捣针2～3分钟,要求哑3针感为上肢触电感,余穴应达到四肢触电感。针感宜由弱到强,逐步获得,不可乱捣猛刺。如针感不满意,可调整方向,如仍无上述针感,则不必强求。缓慢出针,出针后揉按穴孔片刻。大椎穴,快速进针,缓慢送针至1.5寸深。进针时针尖略朝上,得气后针尖略朝下,然后以拇示指夹持针柄做快速小幅度捻转,使患者有酸麻感循督脉下行,继而改为自上而下有节奏捻转(即拇指向上、示指向下捻针),运针半分钟。退针至皮下,复将针尖指向患侧,提插捻转1分钟,使酸麻感达到肩臂,不留针。风池穴向鼻尖方向进针1.5寸左右,使针感向头颈部放射,天柱穴略向脊椎斜刺,针感向颈部放散为宜,均用平补平泻之法。配穴,进针得气后亦用平补平泻法,其中,胛缝穴进针3～5分,有局部酸胀为宜;养老穴取穴时手掌朝胸前,针尖向内关穴方向刺入,针感应向肩、肘、腕放射。以上穴位,除不留针者外,均留针20分钟。每天或隔天1次,10～12次为1个疗程,疗程间隔3～5天。

(二)电针

1.取穴

(1)主穴:风池穴、大椎穴、颈夹脊穴2～7。

(2)配穴:养老、天柱、肾俞、大肠俞、曲池、外关、合谷、阳陵泉、秩边穴。

2.治法

主穴均取,并根据增生部位,选择相应夹脊穴。配穴,每次取4～5穴。用0.30 mm×(40.0～50.0)mm的毫针,主穴风池、大椎0.8～1.5寸,施以捻转手法,患者有酸、麻、胀感即可,两侧夹脊穴直刺或以45°角向脊椎方向斜刺,患者出现酸、麻、胀感放射至肩、背、臂即可。配穴常规针法进针得气。平补平泻1分钟。留针期间,两侧夹脊穴接电针治疗仪,选用低频连续波型,频率120～250次/分,通电后电流强度以颈部肌肉出现节律性收缩、患者感到舒适为宜,一般在

1.0～1.5 mA。每天1次，每次30分钟，15次为1个疗程，疗程间隔4～5天。

(三)穴位注射

1.取穴

(1)主穴：颈夹脊穴、阿是穴、大椎穴、天宗穴。

(2)配穴：神经根型加天鼎穴，椎动脉型及交感型加风池穴。

(3)新设穴位置：风池穴直下方，后发际下1.5寸。

(4)阿是穴位置：颈部压痛点。

2.治法

(1)药液：丹参注射液2 mL加10%葡萄糖注射液5～10 mL、野木瓜注射液、复方丹参注射液、甲钴胺注射液1 mL(0.5 mg/1 mL)加骨宁注射液2 mL加1%普鲁卡因1 mL。

(2)主穴每次选1个穴，据症选一个配穴。颈夹脊穴，据增生明显部位选取。每次选用2～4个穴位。令患者取坐位，头稍前倾10°或30°角，采用齿科5号针头。选准穴位后，局部常规消毒，垂直或针尖与颈椎呈70°角进针，深入1.2～1.5寸，待针感传导至枕、肩、背、臂、肘、指等处时，将上述3种药物混合液缓慢注入。阿是穴多在颈椎周围，须仔细探找，如能发现条索状或结节性痛点更佳。在注入药液之前，应略做提插，使得气感明显，天鼎穴应使针感到达病臂及手指为佳，然后缓缓注入。余穴均于进针得气后注入。每穴任选上述药液一种，注入1 mL(阿是穴可注入药液2 mL)。混合药液须临时配制。隔天1次，12次为1个疗程。

(四)拔罐

1.取穴

(1)主穴：分2组。①阿是穴(或大椎穴)；②大杼、风门穴。

(2)配穴：天宗、肩井、肩外俞、肩贞穴。

(3)阿是穴位置：颈部压痛点。

2.治法

主穴第一组为刺络拔罐法，第二组为竹罐法。每次一组，可交替选用。如仅用主穴疗效不显，改用或加用1～2个配穴。

(1)刺络拔罐法操作如下。可先以铍针刺，直入直出，深至骨膜，出针后有少量血液流出(一般不超过5 mL)，亦可以皮肤针局部重叩刺至皮肤出血。针后即加拔大型火罐，留罐15分钟，去罐后做局部按摩及头部做旋转运动，3～5天

1 次,3 次为 1 个疗程。疗程间隔 1 周。

(2)竹罐法操作如下。药液制备:艾叶、杜仲、防风、麻黄、木瓜、川椒、土鳖虫、羌活、苍术、独活、苏木、红花、桃仁、透骨草、千年健、海桐皮各 10 g,乳香、没药各 5 g,布包加水煎煮而成。将大小不同之竹罐在煮沸的药水锅内煮2～3 分钟,取出并甩尽药水,然后迅速置于穴位上使吸住皮肤,7～10 分钟后取下,以出现瘀斑或充血为度。隔天 1 次,10 次为 1 个疗程。疗程间隔 3～5 天。

(五)拔罐加穴位注射

1.取穴

(1)主穴:颈部夹脊穴。

(2)配穴:风池、天宗、肩井、肩髃、合谷、外关、中渚穴。

2.治法

先取主穴,针刺得气后,用架火法或抽吸法拔罐,一般每次取 1～2 对夹脊穴。另选 2～3 对配穴针刺,得气后施平补平泻手法。留罐时间以局部皮肤红紫为度。留针 15 分钟。次日,可交叉取 2 对夹脊穴,分别注入维生素 B_{12}(0.5 mg/1.0 mL)每穴 0.5 mL 和当归寄生注射液每穴 1.0 mL。上法每天 1 次,交替进行,两个月为 1 个疗程。疗程间隔 1 月。

(六)挑治

1.取穴

(1)主穴:阿是穴。

(2)阿是穴位置:即反应点。多出现在颈、背部,为党参花样的皮损改变。一般为圆形或椭圆形,豆粒或花生米粒大,边缘整齐,边的颜色稍深于正常皮肤,且反光弱。以大椎及颈椎增生部位更为多见。

2.治法

每次选 3～4 个阿是穴。常规消毒后用 2%普鲁卡因局部麻醉,以细三棱针先破表皮,再挑断浅表皮下纤维丝。挑纤维丝时,针尖宜贴皮平刺,先平行向前滑动,再轻轻把针向上抬起,将纤维丝挑断、挑净。下一次挑时,将上一次挑过露在表皮外的纤维丝头剪去。每隔 5 天挑治 1 次,5 次为 1 个疗程。注意每次选挑治点时,其中一定要有一个点在颈椎上。

(七)穴位激光照射

1.取穴

(1)主穴:阿是穴。

(2)配穴:风池、肩髃、合谷、曲池、肩髎穴。

(3)阿是穴位置:病灶区夹脊穴。

2.治法

主穴必取,配穴酌加。可采用以下二法照射。

(1)氦-氖激光照射:用氦氖激光照射器,输出功率25 mW,照射距离100 cm,光斑直径2 cm,直接照射阿是穴,配穴则用光纤末端贴近皮肤照射。阿是穴亦可以连接光纤的特制针灸针垂直刺入3~5 cm,至有强烈的胀麻感后,再行照射。阿是穴照射,每次10~15分钟;配穴照射5分钟。

(2)二氧化碳激光照射:用二氧化碳治疗机,在与穴区距离25~30 cm处照射,光斑直径4 cm,散焦垂直照射每穴15~20分钟,以有温热感为度。上述方法均每天1次,10次为1个疗程,疗程5~7天。

(八)温针

1.取穴

(1)主穴:颈夹脊穴4~7。

(2)配穴:风池、肩井、曲池穴。

2.治法

该法以颈椎病变所对应的夹脊穴为主,每次选两个穴点。配穴酌加1个,可轮用。穴位皮肤常规消毒后,选用0.30 mm×50.0 mm之毫针。颈夹脊穴直刺进针1.0~1.5寸,针感以有酸胀感或放射至上肢、头颈、背部为度。将切成2.5 cm长的艾条段,分别插在每根针柄上。从近端点燃,温度以患者能忍受为度,待燃尽后再在针尾上插上一段同样长的艾段施灸,艾燃尽后,留针10分钟后取针。配穴常规进针针刺,不灸。留针时间同主穴。每天1次,10天为1个疗程。每疗程间隔3天。一般治疗3个疗程。

(九)穴位埋线

1.取穴

(1)主穴:颈夹脊穴5~7。

(2)配穴:颈型加大椎穴,神经根型加肩井穴,椎动脉型加完骨穴。

2.治法

主穴一般每次选两个,双侧均取。配穴据症而加。选择颈夹脊穴(相邻棘突之间外侧缘)为进针点,进针深度至上关节突与横突交界处。患者取俯卧位,前胸上部垫一枕头(枕高15 cm,枕头上缘平胸骨上窝),充分暴露所选颈夹脊穴,医师戴好口罩、帽子，用0.5%碘伏棉签常规消毒，戴无菌手套，用无菌镊将羊肠线(1 cm)放置于7号注射针头的前端，后接针芯。左手拇、示指略分开固定于穴位处，右手持7号注射针头，对准选定好的颈夹脊穴快速刺入皮下，然后垂直进针至椎板或椎小关节处，一般进针35～50 mm。待得气后边推针芯边退针管，出针后用消毒干棉球按压针孔片刻以防出血，并用医用输液贴固定。配穴同法操作。每15天治疗1次，3次为一个疗程。

(十)小针刀

1.取穴

(1)主穴：阿是穴。

(2)阿是穴位置：颈部压痛点或有条索状阳性反应点。

2.治法

让患者反坐于木制靠背椅上，两臂屈曲，两掌相叠放在靠背椅上，前额伏于掌背上，暴露后颈部，在选得的阿是穴上，用甲紫做好标记，皮肤常规消毒，用2%利多卡因加泼尼松龙局部麻醉，每穴2 mL。盖小孔巾，戴无菌手套。左手拇指尖固定阿是穴，右手持3号小针刀，快速刺入皮下达到一定深度，患者有酸麻胀痛感，医师做小幅度上下左右摆动，松解粘连组织，有硬节者做切割消除，术毕，消毒刀口，用邦迪止血贴外贴，防止湿水，三天后自行解除。每周施术1次，最多不超过3次。

可配合整脊手法：患者仰卧治疗床上，头伸出床边缘，医师左(右)手放在患者颈项部，右(左)手托扶下颌处，进行对抗牵引约1分钟后，颈前屈5°～15°(病位在$C_{1\sim3}$者，前屈位5°；病位在$C_{3\sim5}$者，颈椎前屈位10°；病位在$C_{5\sim7}$者，前屈位15°)。医师突然加大拉力，然后用左(右)手拇指推顶患椎，再将患者头扶正，对抗牵引2分钟。手法治疗结束。

二、推拿治疗

(一)常用手法

治疗颈椎病具体选用手法：一指禅推法、㨰法、拔伸法、推法、拿法、按法、揉法、扳法、弹拨法、点法、旋提法和微调手法等。操作主要由松解手法、颈椎调整手法和整理手法3部分组成。

(二)操作体位

1.俯卧位

面部朝下，双上肢分别置于身体两侧或面部下方，双下肢自然伸直。

2.侧卧位

一般患侧在上，头垫枕头，下肢屈曲。

3.端坐位

正坐于椅子上，屈膝屈髋 90°，两脚分开与肩同宽，双上肢自然下垂，双手置于膝上(临床采取该体位治疗多见)。

(三)经络穴位

部位以颈项部、枕后部、肩胛部、横突后结节、胸椎夹脊等处，穴位取风池、颈夹脊、天鼎、天柱、大杼、肩井、天宗等穴。

(四)一般步骤

操作主要由松解手法、颈椎调整手法和整理手法三部分组成。松解手法宜在逐步放松的情况下用轻缓柔和的刺激性手法操作，刺激关键穴位及部位。当患者颈肩背肌肉逐渐放松后，可在颈椎拔伸状态下小幅度旋摇颈椎，用以调整颈椎微小错移。整理手法主要采用拿法、揉法操作于两侧风池穴、两侧颈椎诸夹脊穴及两侧肩井穴。

(五)常规操作

(1)患者坐位或俯卧位，医师在头颈部施以一指禅推法、𢶏法、点法、按法、拿法、揉法、推法等，可选择上述手法的一种或几种放松颈项胸背部的肌肉，时间可持续 3～5 分钟。

(2)患者俯卧位，医师以大拇指指端分别点按风府、大椎、至阳、命门等穴，每穴 0.5～1.0 分钟，点揉第 1～12 胸椎两侧夹脊穴、膀胱经腧穴，反复三遍，力量以患者出现局部温热、酸胀、传导为度。

(3)患者仰卧位，医师一手托住患者颈枕部，一手把住患者下颌，纵向用力拔伸，持续 2～3 分钟，可反复 3～5 次。

(4)颈椎微调：患者侧卧位(患侧在上)，医师一手拇指按压于病变节段前凸之横突前结节，掌根托住其下颌部，另一手拇指按压于其上或下一椎体关节突上，掌根部托住患者枕部，两手拇指协调交替顶推，以轻巧的动作调整颈椎。

(5)旋提手法：患者坐位，颈部自然放松，医师采用按法、揉法等手法放松颈部软组织 3～5 分钟，让患者的头部水平旋转至极限角度，达到有固定感，医师一手托患者后枕部，一手托患者下颌，轻轻向上牵引 3～5 秒，嘱其放松肌肉，两手用力快速向上提拉，操作成功可以听到一声或多声关节弹响。

(6)坐位旋转：以患者棘突左偏为例，患者坐位，略低头。医师站在患者身后，以左肘置于患者颌下，右手托扶枕部，拇指顶推偏歪棘突左侧，在牵引力下轻轻摇晃3～5次，保持牵引力，使患者头部转向左侧，当达到有固定感时，再向左侧用力旋转3°～5°，此时可听到一声或多声弹响。

(7)卧位旋转法：患者仰卧位，头部探出床边，医师坐在患者头前方，双手分别置于颌下及枕后部，牵引颈部，并轻轻摇晃3～5次，然后在牵引下，双手逐渐用力是患者头颈部向右旋转。医师更换双手位置，可再向左旋转一次，以颈部揉捻法和拿法放松肌肉组织各一次，结束治疗。(4)～(7)中一般只需选择一种手法即可。

(8)患者坐位或俯卧位，医师采用拿法、揉法操作于两侧风池穴、两侧颈椎诸夹脊穴及两侧肩井穴。

(六)推拿时机

(1)急性期：发病时间3～5天内，或病情表现为颈项疼痛剧烈、上肢反射疼痛麻木、下肢行走不稳、持物无力或眩晕症状严重，颈部活动明显受限；此期推拿治疗松解手法和调整手法并重。

(2)缓解期：发病时间5～14天，病情处于迁延期，或是急性发作期经治疗，疼痛或眩晕等症状得到缓解，颈部活动有所改善；此期推拿治疗以调整手法为主，理筋松解手法为辅。

(3)康复期：发病后，经过治疗3周以上，而且疼痛或眩晕等症状基本消失，颈部活动明显改善，但仍不耐疲劳者。此期推拿治疗以手法功法结合，重用功法，以期颈椎稳定，防止复发。

(七)随证加减

1.颈型颈椎病

该型以颈部肌群松解和颈椎小关节调整为要点，配合相应的功能锻炼。若常规操作后患者的肩胛骨内上角或内侧缘仍感到酸痛牵紧，为椎间盘退变后膨出的纤维环组织刺激窦椎神经感觉纤维，引起肩胛提肌及斜方肌反射性紧张所致。可从病变节段所在的横突后结节开始，以轻柔的拇指按揉法或一指禅推法循序逐渐向下推移到主观酸痛所在，使该紧张的肌纤维松弛，即可阻断肌紧张—疼痛—肌紧张病理循环链，使症状缓解。

2.神经根型颈椎病

该型以颈椎小关节调整使神经根减压为要点，注意用手法解除或减轻对神经根的机械压迫和椎管内外的软组织炎性肿胀，消除因神经根压迫引起的继发性颈神经炎；解除或减轻神经根的机械压迫主要是为神经根所在的内环境提供一个较为宽松的空间尺度，可通过颈椎拔伸下微调手法来实现。再以轻柔的手法如一指禅推法、拇指按揉法沿放射性神经痛路线循序推移，以消除因神经根受压所引起的神经干炎症反应和由运动神经受刺激、肌肉反射性紧张引起的应力性筋膜劳损，并对椎管内的损伤性炎症的消散起到促进作用。

3.脊髓型颈椎病

脊髓型颈椎病患者应严格掌握推拿治疗适应证。轻度者以局部肌肉放松、缓解症状为主，在经过仔细研究患者病情和磁共振检查资料的前提下，采用轻巧的颈椎微调手法使脊髓逐渐减压。最后以手法在下肢操作，以改善下肢肌肉痉挛状态。

4.椎动脉型颈椎病

该型以改善椎动脉血供、缓解症状为主，配合两颞及前额推拿而消除头面部症状。据临床观察，多数椎动脉性颈椎病患者存在第3颈椎以上的椎骨错位，应用拔伸下微调手法治疗后，其眩晕症状即刻出现减轻或消失；如体检未发现上部颈椎错位，但患者同时具有枕部疼痛，检查中也发现其枕下诸小肌群存在明显的痉挛和压痛，则可能是由于枕下肌群的高度紧张压迫了从中穿过的椎动脉枕下段，可强化松解手法操作；在强化松解手法操作后，以按压调整手法多次推枕后隆突，以抑制枕下肌群的持续痉挛；如果体检既未发现椎骨错位，也未见枕下肌群紧张，应考虑是否因椎动脉起始部分受到痉挛的斜角肌群压迫，应以轻柔的一指禅推法或拇指弹拨法循序刺激前斜角肌，并在手法刺激前斜角肌的同时，轻巧地左右旋转、向对侧侧屈及后伸患者颈部，以抑制斜角肌群的痉挛；若未能证实患者的椎动脉血流受阻是由前斜角肌紧张引起的，则可考虑是否存在C_4、C_5或C_5、C_6钩椎关节的退行性变化对椎动脉及周围交感神经丛的压迫刺激，以轻柔的一指禅推法或拇指弹拨法在下位颈椎横突后结节处循序推移，同时以十分轻巧的动作将颈椎向对侧侧屈5°～8°，以消除低位钩椎关节退变对椎动脉的压迫刺激。最后以一指禅推法和鱼际揉法轻柔地刺激患者两颞部及前额，使患者产生头脑清醒，精神振奋的感受，结束治疗。

5.交感神经型颈椎病

该型以轻巧的一指禅推法或拇指弹拨法在颈前气管两侧循序推移，以刺激其深部的椎前肌群，并配合轻巧的颈部后伸运动，使痉挛的椎前肌群放松，消除对颈交感神经节及颈交感神经灰白交通支的压迫刺激；然后视患者临床症状的特点，配合颈前两侧的推拿，使痉挛椎前肌群放松；或视患者临床症状特点，采用不同的手法操作。若患者以慢性头痛为主要症状，则以轻柔的一指禅推法自枕后沿足少阳胆经的路线推移至两颞部、前额部，以一指禅偏峰推法刺激两眼眶内缘，结束手法操作；若患者以视力降低为主要表现，则需在拔伸颈椎时适当加大颈部前屈的微调动作，然后以一指禅偏峰推法刺激两眼眶内缘，结束手法操作；若患者以类冠状动脉粥样硬化性心脏病为临床特点，则以轻柔的一指禅推法或拇指弹拨法沿前斜角肌、胸小肌推移到胸大肌及诸肋间隙，以掌擦法擦热左侧胸壁，结束治疗；若患者以慢性咽喉疼痛、异物感为临床特点，可用轻柔的一指禅推法推气管两侧和舌骨体表投影部位，再于咽喉部做轻柔地拿法，并配合吞咽动作，结束手法操作。

第二节　腰椎间盘突出症

腰椎间盘突出症是指腰椎椎体间及腰椎与骶骨间椎间盘的纤维环破裂和纤维环内髓核组织膨出、突出、脱出，压迫和刺激椎管内神经及椎间孔神经根所引起的一类病症。

腰椎间盘突出症是西医的诊断病名，中医学典籍中无腰椎间盘突出症之名，根据该病的临床表现，可归于“腰椎间盘突出痛”“腰腿痛”“痹病”等范畴，分为气滞血瘀型、湿热痰滞型、风寒湿滞型及肝肾亏虚型 4 型。

一、针灸治疗

(一)常用穴位

腰椎间盘突出症针灸治疗常用穴位主要分布于腰及下肢，腰部可选肾俞、命门、腰阳关、大肠俞、腰夹脊、环跳等穴，下肢可取承扶、殷门、委中、承山、昆仑、阳陵泉等穴。根据经脉循行，主要涉及督脉、足太阳膀胱经、足少阳胆经等。循行腰背下肢部的经络有以下几种。

1.督脉

督脉起于小腹内，下出于会阴部，沿脊柱内上行入脑。

2.足太阳膀胱经

足太阳膀胱经沿肩胛内侧挟脊柱达腰部，内连肾与膀胱，其支脉过臀部入腘窝，与另一穿过背、腰、臀及大腿外侧的支脉相合，过小腿外踝后，至小趾端。

3.足少阳胆经

足少阳胆经由上而下行经髋关节,沿大腿外侧至外踝前面,沿足背至第4趾。

(二)体位的选择

治疗腰椎间盘突出症的常用体位为俯卧位。凡体质虚弱、年老、精神过度紧张和初诊的患者,应首先考虑卧位。在针灸和留针过程中应嘱患者切不可移动体位。

(三)辨证分型治疗

1.气血两虚型

腰腿隐痛反复发作,或酸痛乏力,遇劳累加重,休息后减轻,病情经久难愈,患者神疲纳差,面色少华,大便偏干,少矢气,舌质淡,苔白,脉沉细。

(1)治则:健脾益气,养血调经。

(2)取穴:关元、气海、肾俞、命门、脾俞、养老、血海、足三里穴。

(3)治法如下。①毫针刺法:以补法为主,隔天1次,每次留针20~30分钟。②电针疗法:上穴针灸得气后,在肾俞、命门、脾俞、血海、足三里等穴接通电针仪,疏波,以可见肌肉轻微跳动、舒适为度,隔天1次,每次15~20分钟,10次为1个疗程。

2.肝肾不足型

老年患者多见,腰腿疼痛,缠绵难愈,肢体喜热怕冷,行走不灵活,或肢麻无力,面色㿠白,精神萎靡,男性阳痿或女性月经失调,舌淡苔薄白,脉沉细。

(1)治则:补益肝肾,温经通脉。

(2)取穴:命门、志室、肾俞、委中、太溪穴。

(3)治法如下。①毫针刺法:以补法为主,隔天1次,每次留针20~30分钟。②电针疗法:上穴针灸得气后,在命门、志室、肾俞、委中等穴接通电针仪,疏波或疏密波,以可见肌肉轻微跳动、舒适为度,隔天1次,每次15~20分钟,10次为1个疗程。

3.气滞血瘀型

腰部外伤史,腰腿疼痛剧烈,腰部刺痛,或如刀割,下肢窜痛有放电感,腰部活动受限,患者精神紧张,舌质暗或有瘀点,苔白厚,脉弦紧或涩。

(1)治则:活血化瘀,行气止痛。

(2)取穴:人中、腰俞、大肠俞、环跳、委中、阳陵泉、悬钟、昆仑穴。

(3)治法如下。①毫针刺法:以泻为主或平补平泻。委中穴可刺络放血。不留针，隔天1次，不超过7天。②电针疗法：上穴针灸得气后，在腰俞、大肠俞、环跳、委中、阳陵泉、悬钟等穴接通电针仪，疏波或疏密波，以可见肌肉轻微跳动、舒适为度，每天1次，每次15～20分钟，10次为1个疗程。

4.寒湿阻络型

多因受寒凉发病，腰痛较重，冷痛麻木，患肢关节屈伸活动不利，遇寒则重，得暖则轻，舌质淡苔薄白，脉沉迟。

(1)治则：驱寒除湿，通络止痛。

(2)取穴：腰阳关、命门、肾俞、腰俞、次髎、秩边、阳陵泉、昆仑穴。

(3)治法如下。①毫针刺法：平补平泻。隔天1次，每次留针20～30分钟。②电针疗法：上穴针灸得气后，在腰阳关、命门、肾俞、腰俞、次髎、秩边、阳陵泉等穴接通电针仪，疏密波或密波，以可见肌肉轻微跳动、舒适为度，每天1次，每次15～20分钟，10次为1个疗程。

(四)对症治疗

根据本病的症状主要分布于腰及下肢这一特点，可选用主穴和配穴进行对症处理，尤其适用于局部症状明显者。

1.主穴

患侧腰椎间盘突出所在间隙的华佗夹脊穴及其上下相邻的夹脊穴。

2.配穴

腰痛明显者配患侧腰眼穴；臀部肌肉紧张者配环跳、秩边穴；股后肌紧张者配承扶、殷门穴；股外侧麻木者配风市穴；小腿麻痛者配委阳、承山、阳陵泉、足三里、悬钟穴；足部麻木乏力者配太溪、解溪、侠溪穴。

3.治法

(1)毫针刺法：夹脊穴宜捻转行针至出现得气感后留针5～10分钟。环跳、阳陵泉穴用提插手法进针，要求患肢出现放电感，并伴下肢肌肉不自主收缩运动，然后再提插行针3～4次后出针。悬钟、解溪、侠溪等穴行针得气后留针20～30分钟。每天1次，每次治疗后卧床休息30分钟。

(2)电针疗法：根据椎间盘突出部位选取病变椎体及上下各一个椎体两侧的夹脊穴，如$L_{4\sim5}$椎间盘突出，即取L_3、L_4、L_5双侧的夹脊穴，用30号华佗牌2.0～2.5寸不锈钢毫针直刺进针，深刺至抵达椎板，拇指向后示指向前缓慢捻针直至出现滞针状，以有针感向臀或下肢放射为佳，接电针仪，疏密波，频率15 Hz，强度以患者耐受为度，通电20分钟，每天1次，10次为1个疗程。

二、推拿治疗

(一)治则

舒筋通络,活血止痛,松解粘连,回纳髓核。

(二)手法

一指禅推法、㨰法、按法、揉法、拿法、点法、扳法、摇法、拔伸法、理筋法、旋转法等。

(三)取穴

以足太阳膀胱经、足少阳胆经、督脉为主,取有关夹脊穴、阿是穴、肾俞、腰阳关、大肠俞、居髎、环跳、承扶、风市、委中、承山、阳陵泉、悬钟、昆仑等穴。

(四)操作方法

1.推拿法

(1)患者俯卧治疗床上,医师位于其患侧,先用一指禅推法施于腰部患侧阿是穴、夹脊穴、肾俞、大肠俞、腰阳关诸穴,反复上下往返操作治疗 3～5 分钟,继用㨰法施于腰部沿膀胱经循行路线向下至臀部、大腿后侧、腘窝、小腿后侧,由上而下往返多次操作治疗,持续数分钟。与此同时配合腰部后伸,髋关节外展、内收,膝关节屈曲、伸直被动活动,各做 3～5 次。治疗以腰部、臀部为重要部位。继用拇指按揉法施于居髎、环跳、承扶、委中、承山、昆仑诸穴,反复操作治疗 1～3 分钟,以有酸胀感为度。

(2)患者取健侧卧位,下腿屈曲,上腿伸直。医师位于其背后,先用㨰法施于下腰臀部沿足少阳胆经循行路线(大腿外侧、小腿外侧、足背外侧),上下往返操作治疗 3～5 分钟。与此同时,配合做屈膝、屈髋伸腰被动扳法,反复操作 3～5 次,继以指或肘点按居髎、环跳、阿是穴,用按揉法施于风市、阳陵泉、悬钟、昆仑诸穴,反复治疗 1～3 分钟,再以拍击法沿患侧下肢外从上至下往返操作 3～5 遍。

(3)乘上势,患者下腿伸直,上腿屈曲。医师位于其前侧,一手按住患者肩部,另一手按住或用前肘部按压臀部,两手做相反方向用力推扳腰椎,反复操作 1～3 次,健侧可重复上法操作,在操作过程中听到"喀嗒"响声,为手法成功。

(4)嘱患者仰卧位,医师位于患侧下肢侧方,先用㨰法施于大腿前侧、外侧,小腿前外至足背外侧,上下往返操作 3～5 次。然后做被动屈髋屈膝动作

3～5 次，再做顺时针或逆时针方向摇髋关节各 2～3 次，接着以按揉法施于阳陵泉、绝骨、阿是穴诸穴持续治疗片刻，以拿法施于委中、承山、昆仑诸穴，以酸胀为度。

(5)乘上势，医师站于患肢侧，先使腿屈膝屈髋下压，然后直腿抬高，如此反复操作 3～5 次，动作幅度由小到大，用力由轻到重，以患者能忍受为度。本法适用于腘绳肌痉挛、直腿抬高严重受限患者。

(6)再使双腿屈膝屈髋并拢，医师用双手握小腿上方膝部，做顺时针和逆时针方向旋转骨盆活动各操作 3～5 圈，继向小腹外侧斜压做斜扳法，两侧各操作 1～3 次。此法适用于腰椎生理前凸增大患者，可达移位椎体还原脊椎间盘组织缩回之功效。

2.牵引推拿法

(1)俯卧牵引法：患者俯卧位，胸部用皮胸围固定于床头，腰部围皮腰围，扣上钢丝牵引绳，固定于床轴上加力牵引。牵引力渐次增加，一般超过患者体重 10～20 kg 为宜，并视患者体质强弱与耐受大小而加减牵引力，牵引时间为 15～20 分钟。

(2)俯卧牵引悬吊下肢压腰法：接上法，两助手分别将患者两下肢用绳带向后吊起与床面成 30°角，使腹部悬空，离床面 6～12 cm，使牵引加大至适合重量时，此时助手将患者两下肢做左右摇动。医师位于患者患侧，双手掌重叠，以掌根着力于腰部病变处，随下肢摆动进行有弹性的顿挫性按压 30～60 次，按压力量应根据患者体质强弱、病情轻重及耐受力程度而改变。

(3)俯卧牵引踩跷法：乘上势，在其胸部与小腹、大腿前根部各垫 2～3 个枕头，使腹部悬离床面 6～12 cm，做对抗牵引。医师用一手扶住预先设置好的横竿或吊绳，用单足或双足前掌部或足跟部着力于腰部病变处进行踩跷，以膝关节屈伸运动使身体一起一落，足部着力部分不能离开病处，嘱患者随着踩跷弹跳起落张口一呼一吸，即弹起时吸气，回落时呼气，切忌屏气。每次弹跳 300～700 次，每周治疗 1～2 次。

(4)脊柱矫正牵引法：接上法，一助手用双手掌根部分别顶住侧弯上下起始处固定脊柱。医师位于对侧用双手掌重叠，以掌根部按住侧凸顶部，用力向对侧进行顿挫性推压 5～10 次。推压力由轻而重，使侧凸部位有松动感为度。每天或隔天 1 次。此法适用于脊柱明显侧弯畸形者。

(5)背牵法：医师和患者背靠背而站，用两肘分别挽住患者肘弯部，然后弯腰屈膝挺臀，以臀部顶住患者腰骶病变处，将患者反背起，使其双脚离地，让患者腰骶下肢自重牵引伸展，同时，医师做屈膝挺臀震颤动作 5～10 次及左右摇摆活动 5～10 次，每天 1 次。本法具有拉开椎间隙，松解粘连，矫正脊柱后凸畸形、整复腰骶部及小关节移位，通经活血止痛之功效。

(五)随证加减

(1)如伴有患腰椎棘突偏歪、小关节错缝、生理曲度异常者，加腰椎定位旋转复位法、斜扳法、后伸扳法、屈膝屈髋压腹斜扳法、双掌重叠压脊柱法等进行随证施法治疗。

(2)如伴有臀上皮神经损伤，在髂嵴最高点内有绳索样滚动物压痛明显者，加患侧髂嵴下方阿是穴与纤维鞘臂垂直方向用弹拨理筋手法进行反复操作治疗。在该部用擦法反复治疗，以皮肤发红、热透入里为度，使痛减，伤筋回归原位。

(3)若伴有腘绳肌痉挛、疼痛，下肢直腿抬高困难者，加拿捏法、按揉法于腘绳肌，沿其肌走行区来回往返操作治疗，持续 1～3 分钟，再用屈膝屈髋直腿抬高压脚法治疗，反复操作 3～5 次，然后用搓揉法施于大腿后侧肌群持续操作片刻。

(4)如伴有梨状肌损伤或梨状肌综合征者，加弹拨理筋法与沿梨状肌垂直方向高起的条索或束状肌束进行反复弹拨理筋，使其挛缩之筋松解理顺平复，再用拇指镇定法，使之舒筋活血止痛，然后用擦法施于臀部，反复操作至梨状肌体表发红、热透入里。

(六)自我保健推拿

(1)取坐位，以双手掌根部分别放于腰部两侧，自上而下往返推擦至腰骶部，压力由轻至重，反复操作 3～5 分钟，以达透热为度。

(2)用同侧手拇指或示指、中指端点按腰阳关穴及痛点处，反复操作3～5 分钟。

(3)用双手四指端分别放于腰脊柱两旁筋脉，自上而下揉拨腰骶部，反复操作 3～5 分钟，继用空拳叩击患腿外侧、小腿后外侧，以酸胀为度。

(4)取坐位，用双手拇指推法沿股四头肌走行方向，从大腿根部推至膝关节部，往返操作 10～15 次。

(5)仰卧位，双下肢交替进行屈髋屈膝至最大限度，然后伸直，动作逐渐由慢到快，重复动作 10～15 次。

第三节 腰肌劳损

腰肌劳损是腰痛中最常见的一种，它是指腰部肌肉、筋膜、韧带等软组织的慢性损伤，又称为腰肌筋膜炎、腰部纤维组织炎。临床以腰部长期反复酸胀疼痛，时轻时重为特征。本病属中医学“腰痛”范畴。

腰肌劳损大多是骶棘肌下段损伤。骶棘肌为腰部强有力的脊柱竖肌，起源于骶骨背面和髂嵴后部，其纤维向上分为3列。外侧列止于肋骨称为髂肋肌；中间列止于横突，向上达乳突，称最长肌；内侧列附于棘突，称为棘肌。此肌的作用为主脊柱后伸，上部兼可仰头。当长时间的强迫体位（弯腰、弓背）负重工作，使腰肌持续处于高张力状态。久之则引起腰肌及其附着点处的过度牵拉应力损伤，于是局部软组织出现血供障碍，充血、缺氧及渗出增加等炎症反应，而造成原发性腰肌劳损。或因受力姿势不当及腰部负重过大造成腰部急性外伤，腰肌受损的组织未能完全恢复或残留之后遗症，使局部组织对正常活动和负荷承受力下降，而产生慢性劳损形成恶性循环，也可形成慢性腰肌劳损。另外，气温过低或湿度太大的环境，受潮着凉及女性更年期内分泌紊乱，身虚体弱等都是易患本病的诱因。

中医学认为本病多因风寒湿邪侵袭，经脉不畅，气血运行受阻而引起；或肾虚后复感外邪，致经筋不舒，气滞血瘀而致。

一、针灸治疗

（一）体针疗法

1.取穴

患侧委阳、委中、阴谷穴。

2.操作

患者侧卧位，下肢伸直，常规消毒后取30号2.0寸毫针于委阳穴直刺1.2寸，委中穴直刺1.5寸，均用提插泻法，阴谷穴直刺1.2寸，用捻转补法。留针30分钟。每天1次，10次为1个疗程，休息3～6天进行下一个疗程。

（二）温针疗法

1.取穴

（1）主穴：夹脊穴。

(2)配穴:环跳、风市、委中、昆仑穴。

2.操作

主穴针柄施约 1 cm 长艾条温灸,均留针 20 分钟,每天 1 次,10 次为 1 个疗程。治疗 1～3 个疗程。

(三)火针疗法

1.取穴

肾俞、大肠俞、阿是穴(均刺 0.5 寸);寒湿型配命门、腰阳关(均刺 0.4 寸)、委中穴(刺 0.3 寸);劳损型配委中穴(刺 0.3 寸);肾虚型配复溜、太溪穴(均刺 0.3 寸)。

2.操作

穴位消毒,以粗毫针在乙醇灯上将针体烧红,迅速依次点刺(每刺 1 穴烧针 1 次)。出针后用消毒棉球揉按针孔,阿是穴每次 4～10 分钟。再次治疗可在已针穴位经脉偏上或偏下点刺,阿是穴每次定穴。3～6 天 1 次,治疗 1～2 次。

(四)电针疗法

1.取穴

在腰部足太阳经所过之处找到最敏感的压痛点作为进针点。

2.操作

患者俯卧,常规消毒,用 1.5 寸毫针快速垂直刺入皮肤,捻转手法使得气。以督脉为界,左右腰部各进针,以每两针为一组,接通电针仪,选用疏密波形,电流强度根据患者耐受力由小到大逐步调至最适宜状态。通电 20～30 分钟。10 次为 1 个疗程。

(五)耳穴疗法

1.取穴

臀、坐骨神经、神门、腰骶椎、膝。

2.方法

患侧所选耳穴上严格消毒后,在敏感点以 30 号 1 寸毫针刺入 0.2～0.3 寸,每穴得气后留针 10～15 分钟,留针过程中间歇行针 2～3 次。每周 2～3 次,10 次为 1 个疗程。或王不留行籽贴压耳穴,每穴按压 3～5 次。

(六)刺血疗法

1.取穴

腰部阿是穴、委中、昆仑穴。遇寒加重加腰阳关穴,痛处不移加膈俞穴。

2.方法

每穴点刺出血3～5滴为止,腰部阿是穴、委中穴可加用火罐。

(七)灸疗法

1.艾炷灸

铺灸:将生姜、蒜捣烂如泥混匀后备用,患者采取俯卧位,暴露腰部脊柱,将捣好的姜蒜泥均匀铺上,将艾炷置于其上,沿腰部督脉及膀胱经点燃进行施灸,灸3～5壮,隔天1次,7次为1个疗程。

2.艾条灸

取穴:局部取穴,配以腰阳关、肾俞、阿是穴。

患者取平卧位,取艾条在距穴位2～3 cm处施行温和灸,每穴15分钟,以皮肤潮红为度。每天1次,7次为1个疗程。

二、推拿治疗

(一)治则

舒筋活血,温筋通络。

(二)手法

一指禅推法、㨰法、揉法、按法、扳法、拍法、擦法等。

(三)取穴

取穴以足太阳膀胱经和足少阳胆经为主,取肾俞、大肠俞、八髎、秩边、居髎、环跳、委中、承山、阿是穴等。

(四)操作方法

(1)患者俯卧位,医师位于一侧,施用一指禅推法于腰部沿膀胱经循行路线,由上向下往返持续操作治疗3～5分钟,以肾俞、大肠俞、八髎、阿是穴诸穴为重点治疗部位。

(2)承上体位,医师施用㨰法于腰部,沿膀胱经循行路线上下往返操作治疗3～5遍,继以按揉法施于肾俞、大肠俞、八髎、秩边、居髎、环跳、阿是穴、委中诸穴,反复操作治疗持续数分钟,再用掌拍法、叩击法施于腰背部两侧骶棘肌,上下往返操作治疗3～5遍,以腰部有松快舒服感为宜。

(3)嘱患者坐低凳上,低头弓腰裸露腰背部,医师位于患者前方一侧,施用直擦法于腰背部,沿两侧膀胱经循行路线上下往返操作,施掌横擦法于腰骶部往返治疗。操作以皮肤色红、热透入里为度。

(五)随证加减

(1)如伴有腰椎小关节错缝、棘突偏歪、腰椎生理曲度异常者,加推扳法或斜扳法,或腰椎旋转复位法治疗,可使扭错之筋经、偏歪之椎节回原归位。

(2)腰酸痛较重者,局部喜热恶寒者,加擦法于患处治疗,再加用湿热敷法治疗,以达温经散寒之功,而腰酸痛止矣。

(3)第三腰椎横突尖部压痛明显,触之有条索状硬块者,加弹拨法于横突尖部沿条索状纵轴垂直方向弹拨治疗,反复操作,继以理筋法使之理顺压平,反复治疗片刻时间。

(4)腰椎前凸增大,骶棘肌塌陷,萎弱无力者,加一指禅推法于腰部,沿膀胱经循行路线操作治疗 3～5 分钟,继用按、揉法施于肾俞、大肠俞、腰阳关、命门诸穴,反复治疗片刻;再以擦法施于督脉、膀胱经、骶棘肌上下反复操作治疗,直至皮肤热透入里为度。再施屈膝、屈髋压腹法,反复操作 2～3 次,可使前凸之椎后移回位。

(六)自我保健推拿

(1)用两手示指、中指端或握拳用示指掌指关节突起部着力,按揉脾俞、肾俞、大肠俞穴 1～3 分钟。

(2)用示指、中指按揉委中、承山穴。用力由轻渐重,反复按揉操作 1～3 分钟。

(3)用掌擦法施于腰骶部,以局部透热为度。

(4)配合腰部功能锻炼,如腰前屈、后伸、左右侧弯及腰部回旋运动 5～10 分钟。每天 1～3 次。

第四节 肩 周 炎

肩关节周围炎简称肩周炎,是肩关节周围肌肉、韧带、肌腱、滑囊、关节囊等软组织损伤、退变而引起的关节囊和关节周围软组织的一种慢性特异性炎症。临床表现:一侧肩部可为阵发性或持续性疼痛、酸痛或跳痛,夜间痛甚,初起因畏痛而不敢活动,久则产生粘连和挛缩,活动受限,尤以外展、上举、背伸时明显,甚者肩关节失去活动能力。本病起病缓慢,病程较长。目前西医多采用物理疗法和药物局部封闭等，但效果并不理想。

中医学中，本病称为“漏肩风”“肩凝”等，属痹病范畴。

一、针灸治疗

（一）体针疗法

1.取穴

（1）主穴：肩髃透极泉，天宗透秉风、肩贞，条口透承山。

（2）配穴：曲池、尺泽、肩陵、肩井、合谷、阳陵泉穴。

（3）肩陵穴（阴陵泉下 8～9 分）。

2.治法

该法以主穴为主，酌加配穴。嘱患者垂肩曲肘。宜以 28 号针，长 3～4 寸，行深刺透刺，使局部有较强的酸麻胀感。条口透承山及肩陵穴、阳陵泉穴均宜针对侧穴，为提高疗效，可先针此类穴，待明显得气后，令患者活动肩部，内外旋转、前伸后屈等；然后再针局部穴。均留针 30 分钟，每 10 分钟行针 1 次，配合特定电磁波红外线照射患侧肩部，以患者感到舒服为度。每天或隔天 1 次，10 次为 1 个疗程，疗程间隔 5 天。治疗期间，鼓励肩关节运动，幅度由小到大，以患者能够耐受为度。禁止超负荷大运动及超范围猛力运动等。

（二）温针疗法

1.取穴

（1）主穴：肩髃、天宗、臂臑、肩贞穴。

（2）配穴：肩井、大椎、曲池、外关、腕骨、合谷穴。

2.治法

主穴每次均取，取患侧，配穴酌加，可轮用。患者取坐位，选用 0.30 mm×（45.0～50.0）mm 的毫针，常规对穴位进行消毒后，采用指切进针法，在所选穴位处将毫针刺入，行提、插、捻、转手法得气后留针。将一个圆形纸片刺空后套在每个针灸针的底部保护皮肤，选用长 2 cm、半径 1.5 cm 的艾条段套在针柄上，距患者皮肤 3 cm 左右，点燃艾段下端，使患者的皮肤可以感觉到舒服的温热感，密切观察，避免灼伤皮肤，燃尽后加换艾条，每个穴位每次使用 3 个艾段。配穴，用同法进针得气，行平补平泻法，留针不灸。上述均留针 20～30 分钟。每天 1 次。2 周为 1 个疗程。疗程间停治 3～5 天。

(三)电针加穴位注射

1.取穴

(1)主穴:肩髃、天宗、曲池、肩井穴。

(2)配穴:条口透承山,臂臑、阿是穴。

(3)阿是穴位置:肩部压痛最明显处。

2.治法

该法以主穴为主。配穴,病程小于30天者,加条口透承山;大于30天者,选余穴。用0.30 mm×(75.00～100.00)mm之毫针。先取肩髃穴,快速刺入1寸,得气后,再向极泉穴方向刺入3～4寸,行针2～3分钟,余主穴用常规刺法,然后接通电针仪,用密波或疏密波,留针30分钟。电流强度以患者可耐受为度。如病程小于30天,先取患侧条口透承山,针深2.5寸,得气后通电针仪之正极;手握负电极,电针法同上。>30天者,针其余配穴,方法同上。选2穴行穴位注射,药物用丁公藤注射液或5%当归注射液,每穴1 mL。电针每天或隔天1次,穴注每周2次。电针、穴注不同日进行。

(四)平衡针疗法

1.取穴

(1)主穴:肩痛穴。

(2)配穴:颈痛穴,阳陵泉透阴陵泉,绝骨穴透三阴交,阿是穴。

(3)肩痛穴位置:腓骨小头至外踝连线的上1/3处。

(4)颈痛穴位置:小指与无名指指掌关节之间。

(5)阿是穴位置:肩关节周围、上臂部、肩背部压痛点。

2.治法

主穴必取,配穴酌加。肩痛穴要求交叉取穴,针法:患者取坐位,膝直位,暴露膝关节以下。穴位局部常规消毒。采用0.30 mm×75.00 mm无菌一次性毫针1根,用乙醇棉球固定针体下端1/3处。针刺手法:一步到位针刺法,提插针刺法。快速针刺(3秒内)。针刺靶点:腓浅神经。针感:远距离触电式针感。颈痛穴,亦为交叉取穴,针刺手法:三步到位针刺法。快速针刺(3秒内)。针刺靶点:尺神经的指掌关节混合支。针感为局部酸麻胀针感,个别患者可向前臂放射。阳陵泉透阴陵泉、绝骨穴透三阴交,每次选择一组透穴针刺,患侧与健侧不限。刺入后间隔8～10分钟行针一次,采用平补平泻手法。同时嘱患者做肩关节外展、前屈、后伸及旋转活动。上穴均每次留针20～40分钟。每天1次,3周为 1 个疗程。阿是穴每次选择 1～2 个，严格无菌消毒后，在压痛点注射药物：泼尼松龙注射液 1 mL 加 2%利多卡因 2 mL。每穴注入 1 mL。间隔 4～5 天穴位注射 1 次。

(五)穴位激光照射

1.取穴

(1)主穴：肩内陵、曲池、阿是穴。

(2)配穴：肩贞、肩髃、天宗、臂臑穴。

(3)肩内陵穴位置：垂肩，腋前纹端与肩髃连线中点。

2.治法

主穴均取，配穴酌加 1～2 穴。用低功率氦-氖激光仪照射，输出功率为 7 mW，波长 632.8 nm，光斑直径 4 mm，治疗面积 12.26 mm^2，照射距离 50 cm 左右。每穴照射 5 分钟，痛点可 8～10 分钟，每天 1 次，10 次为 1 个疗程，疗程间歇 3～5 天。

(六)刺络拔罐

1.取穴

(1)主穴：阿是穴。

(2)配穴：尺泽、曲池、曲泽穴。

(3)阿是穴位置：肩部压痛点(下同)。

2.治法

主穴为主。如效不显时加一配穴，可轮用。主穴操作：首先在患肩上进行按压，找到压痛点，在最明显的一处用三棱针或铍针迅速刺入，深 1～2 分，即出针。如此上、下、左、右，进行点刺，共 5 针，呈梅花状，范围以稍大于罐具口径为宜，点刺处则应血出如珠。如痛点较分散，每次刺络 2～3 个痛点；或以左手示指、中指绷紧阿是穴，右手持锋钩针速刺入皮下组织，患者有酸、麻、胀感时停止进针，并上下提动针柄，钩割数下，出针。然后，用闪火法或真空拔罐器拔罐10～15 分钟，拔出 1～3 mL 血液为度。去罐后，用消毒棉球按压针孔，并行被动活动5～10 分钟。配穴操作：先在穴位及其周围仔细寻找有瘀血现象之静脉，然后用消毒三棱针刺破血管，出血 10～20 mL，血止后拔罐 5 分钟。每隔 2～4 天 1 次，连续 3 次为 1 个疗程。患者平时加强功能锻炼。

二、推拿治疗

(一)治则

舒筋通络,活血止痛,滑利关节。

(二)手法

一指禅推法、㨰法、揉法、按法、点法、弹拨法、理筋法、拿法、摇法、扳法、搓法、抖法等。

(三)取穴

云门、中府、附分、天宗、肩井、肩髃、肩贞、阿是穴、手三里、合谷等穴。

(四)操作方法

(1)患者取坐位,医师站于患侧,一手托住患肘,使患肩外展位,先以一指禅推法、按揉法、弹拨法施于三角肌前束及结节间沟处,反复操作3～7分钟,然后用拇指点按云门、中府、附分、天宗、肩井、肩髃、肩贞、手三里、合谷诸穴1～3分钟,均以有酸胀感为宜。

(2)接上势,医师用㨰法施于患肩背部三角肌、冈上肌、冈下肌、大圆肌、小圆肌,反复操作3～5分钟,同时配合患肩部向上抬举、内收、外展被动活动,反复操作1～3次。继以拿法施于肩井穴1分钟。

(3)体位同上,医师站于其患侧,用一手托握其肘部,以另一手挟住其肩部,做顺、逆时针方向摇法,速度由慢到快,幅度由小到大,反复操作5～10次。

(4)肩关节扳法有以下几种。①肩关节内收扳法:患者坐位,医师站于其背后,用一手握住患臂手腕部,置于其胸前,并用力向健侧扳拉,以另一手挟住患肩部或托握肘部以助力其肩臂内收,此时两手协同用力做内收扳肩动作,反复操作1～3次。②肩关节后伸扳法:患者坐位,医师站于其患侧方,用一手握住患臂手腕置于其背后,用力向健肩部扳牵,以另一手挟住患肩部,并助力使其肩部后伸,此时两手同时用力使肩关节做后伸扳动,反复操作1～3次。③肩关节前上举扳法:患者坐位,医师站于其背后患侧方,用一手扶住患肩部以固定之,用另一手扶住患手臂,并用力徐徐前上举抬高至最大限度时,突发用力做扳肩动作,此时两手用力协同一致,反复操作1～3次。④肩关节上抬扳法:患者坐位,医师站于其背后患侧方,以一手协助患肩部,用另一手前臂插入患肩腋下用力逐渐上抬患肩部,达到最大限度时,突发用力向上扳动肩关节,此时两手扳按用力要协调一致,反复操作1～3次。上述4种肩关节扳法,在临证中根据肩关节运动障碍方向不同，而选择应用。

(5)肩关节大摇法(又称运法)：患者取坐位，医师位于其面前患侧方，用双手握住患肢腕部，向上抬举至极限做外展、外旋、向下、向内、向上画圆圈。与此同时，用一手掌沿其上肢外侧手三阳经循行路线向上推抹至肩部，再沿其上肢内侧三阴经循行路线向下推抹至手腕部，此时手式还原，如此反复操作3～5次。此法摇一圈是360°，为正面大摇法。背面大摇法，医师位于与其背后患侧，操作方法同正面。此法操作时医师要以弓箭步姿势为准。本法适用于肩周炎患者慢性粘连期，具有舒经活络、松解粘连、滑利关节之功效。

(6)扛肩扳法：医师取坐位，医师位于患肩侧方，取马步半蹲势，用双手十指交叉抱按固定肩部，以一侧肩膀伸入患肩上臂下方，用力向上扛起患肩臂，与此同时做蹲下站起扳肩动作，此时向下按肩之力与向上抗肩之力要协调一致，使肩关节产生开合活动，反复操作3～5次。此法适用于肩周炎的慢性粘连期和冻结期患者。

(五)随证加减

(1)急性期肩峰下三角肌滑囊肿胀疼痛呈方肩、活动痛甚者，加一指禅推揉法施于肩部肩髃、阿是穴，反复操作3～5分钟，手法宜轻，继弹拨三角肌腱及肿胀滑囊，再以理筋、按压法，反复操作1～3分钟。

(2)因风、寒、湿邪客于筋脉，筋骨失养，筋脉拘急而疼痛者，加拿按风池、风府穴，擦大椎、上臂外侧三阳经，以皮肤发热为宜，按揉曲池、手三里、外关诸穴，反复操作3～5分钟。

(3)年老体质虚弱，气血亏虚，病症较重，处于慢性粘连期或冻结期患者，加嘱患者仰卧位，先以一指禅推法、㨰法于患侧肩前及上臂内侧，往返操作，同时配合患肢外展、外旋被动活动，然后以拿按法于肩内俞、极泉、阿是穴诸穴，反复操作3～5分钟。再嘱患者取健侧卧位，仍以一指禅推法、㨰法于肩外侧及肩后腋部往返操作，同时配合患肢上举及内收被动活动，继以拿按法施于肩井、肩髃、肩贞诸穴，反复操作3～5分钟。然后用双手掌搓揉肩部，拿按曲池、手三里、内关、外关、合谷诸穴，最后捻勒手指，牵抖上肢，结束操作。

第五节 肱骨外上髁炎

肱骨外上髁炎又称肘外侧疼痛综合征，俗称网球肘，是肘关节外上髁部附近的局限性疼痛，影响伸腕和前臂旋前功能的一种慢性、损伤性炎症。临床表现：肘关节外侧疼痛，用力握拳及前臂做旋前伸肘动作（如绞毛巾、扫地等）时可加重，局部有多处压痛，而外观无异常为主要临床表现。一般压痛点在肱骨外上髁、桡骨小头及腕伸肌的肌间沟。严重者手指伸直、伸腕或执筷动作时即可引起疼痛，Mills 征阳性（患者前臂旋前位，做对抗外力的旋后运动时疼痛剧烈）。

肱骨外上髁炎属中医学中伤筋、肘痛等范畴，亦称肘劳，分为风寒阻络、湿热内蕴、气血亏虚 3 型。

一、针灸治疗

(一)电针疗法

1.取穴

(1)主穴：阿是穴。

(2)配穴：①曲池、合谷穴；②手三里、肘髎穴。

(3)阿是穴位置：肘部压痛最明显处（下无特别标明者同）。

2.治法

患者坐位屈肘。主穴每次必取，配穴 2 组交替使用。先找准阿是穴，以此为中心，在其四周距 0.8 寸的 12 点、3 点、6 点、9 点处用 0.3 mm×40.0 mm 的毫针向阿是穴斜刺，行捻转法，以局部有酸麻胀痛感为限，然后以 12 点和 6 点、9 点和 3 点的配对，接电针治疗仪，亦可于阿是穴用两根毫针交叉针刺，接电针仪，用疏密波，电流强度以患者能耐受为度。配穴采用直刺，得气后留针，不通电，每隔 10 分钟行平补平泻手法 1 次。留针 30 分钟。隔天 1 次，10 次为 1 个疗程。

(二)体针疗法

1.取穴

(1)主穴：①阿是穴；②曲泉、三间穴。

(2)配穴：手三里、尺泽穴。

(3)阿是穴位置有二穴点：一为肱骨外上髁前缘凹陷处；一为肱骨外上髁髁

体后缘凹陷处。

2.治法

主穴任取一组，加配穴。第一组，阿是穴每次二点均取，前者以 0.3 mm×25.0 mm 的毫针呈 90°角直刺；后者，则从肱骨外上髁髁体正中针向腕背部，以 45°角刺向髁体后缘凹陷处。第二组，用毫针直刺健侧曲泉穴，平补平泻，留针；三间穴，用毫针快速直刺穴，强刺激 1 分钟，留针。配穴：如前臂旋前受限加手三里穴，旋后受限加尺泽穴。常规针法。针刺得气后，用泻法运针 1 分钟。上述穴位均留针 20～30 分钟。每隔 5 分钟运针 1 次，亦可通以电针仪，用密波，频率 30 Hz，强度以患者可耐受为度。隔天 1 次，10 次为 1 个疗程。

(三)艾灸疗法

1.取穴

(1)主穴：阿是穴。

(2)配穴：太溪穴。

2.治法

该法分无瘢痕直接灸、隔药灸、隔饼灸。可任选一法。

(1)直接灸：让患者充分暴露患肢，医师按压肱骨外上髁找准最痛处。将艾绒搓成蚕豆大小的艾炷(也可拌入少量肉桂粉)，置于患肘肱骨外上髁压痛点上，点燃施灸。在做艾炷时应尽量做得紧实一些，这样在燃烧时火势逐渐加强，透达深部，效果较好。当艾炷燃剩 1/5 或 1/4 而患者感到微有灼痛时，即可易炷再灸。一般应灸至皮肤红润而不起疱为度，皮肤无灼伤，灸后不化脓。每次施灸 6～8 壮。

(2)隔药灸：灸药制备如下。麝香 1 g，樟脑 10 g，血竭、儿茶、川乌、草乌各 3 g，共为细末，贮瓶备用。用面粉加水搓成线绳状面条，于阿是穴四周绕成直径为 1.5 cm 之圆圈，将上述药末铺于圈内 3～4 分厚。再将纯艾卷剪成 1.5 cm 长之艾段(艾炷)，置于药末上点燃，以能耐受为度，如过分灼烫，可用镊子夹去，另易 1 炷，灸 3 壮。太溪穴，用米粒大纯艾炷做直接无瘢痕灸，亦灸 3 壮。上法每天 1 次，7 次为 1 个疗程，疗程间隔 3 天。

(3)隔饼灸：灸饼制备如下。以白附子、生川乌、乳香、细辛、没药等研末，加赋形剂制成直径 3 cm、厚 1 cm 之药饼，饼上穿刺十数孔。患者正坐伏案，屈肘、前臂内收暴露阿是穴，将灸饼中心置于最痛处。将纯艾制成的底面直径 2.5 cm、高 1.5 cm 的圆锥或圆柱状艾炷放在饼上，点燃施灸。灸治过程，患者初感温热，至热不可耐(约灸后 3 分钟)，可将饼夹起，下垫适量药棉(以缓减热量)，再将灸饼放上，艾炷燃完，随着热量徐减，分两次将所垫药棉减去。灸后皮肤可出现深红晕，局部留有色素沉着或起小水疱。如有水疱可涂以甲紫，用小块消毒敷料包扎，4～5 天可结痂脱落，不留瘢痕。配穴，毫针常规刺法，平补平泻，留针至灸疗结束。上述灸法，一般 2～3 天(如起水疱可 5～6 天)1 次，3 次为 1 个疗程，疗程间隔 1 周。

(四)穴位注射疗法

1.取穴

主穴：曲池、阿是穴。

2.治法

(1)药液：泼尼松龙 25 mg 加 1%～2%普鲁卡因注射液 5 mL，泼尼松龙 25 mg加 1%利多卡因注射液 5 mL，复方当归注射液 5 mL。

(2)患者取坐位或卧位，医师确定了阿是穴和曲池穴位置后，先用碘酊在曲池穴位置消毒，再用 75%乙醇脱碘。一般任取前二种药液，用 5 mL 一次性注射器配 5 号齿科长针头，抽吸后，混匀。从曲池穴迅速进针，进针后稍提插调整，待穴位处出现酸胀感且回抽无血后缓慢注入药液 2 mL，再退针至皮下，针尖朝痛点方向缓慢横刺，待针尖到达痛点后，回抽无血即缓慢注入剩余的 3 mL 药液。若痛点有 2 个，则在肱骨外上髁正中最痛点注入药液 2 mL，再调整进针方向，在另一痛点注入药液 1 mL；若痛点有 2 个以上，则依次调整进针方向，在肱骨外上髁最痛点注入 1.5 mL，余痛点分别酌量注入剩余的 1.5 mL。亦可直刺入阿是穴，针头深刺至筋节(伸腕肌起始部)，推入药液(可用复方当归注射液)。出针后用消毒干棉球按住针眼片刻，另取 75%乙醇棉球，稍挤干，摊平，于其中放一些云南白药外敷于针眼，再于其上贴关节止痛膏，关节止痛膏的范围须覆盖住曲池穴及痛点。如患者对膏药过敏，则改用消毒纱布外敷。出针后，活动肘关节 2 分钟。6 天 1 次，3 次为 1 个疗程。

(五)刺络拔罐疗法

1.取穴

主穴：阿是穴。

2.治法

嘱患者正坐屈肘，医师以右拇指指腹在患侧肱骨外上髁附近按压寻得最痛点。穴位常规消毒，然后用拇指和示指捏住梅花针针柄的末端，运用手腕部力量使皮肤针反复叩刺于阿是穴处，直上直下，频率为 70～90 次/分钟，以明显渗血为度。然后选择口径大小适宜的真空罐，拔在叩刺部位，留罐 5～10 分钟起罐，用 75%乙醇棉球擦去所拔瘀血即可。每周 2 次，5 次为 1 个疗程。

(六)穴位埋针疗法

1.取穴

(1)主穴：阿是穴、小海穴。

(2)配穴：曲池、手三里穴。

2.治法

一般仅取主穴，效不佳时加配穴。主穴消毒后，分别用镊子将揿钉式皮内针刺入皮肤，进针后与皮面平行推进，直至针体全部进入皮内，然后用胶布固定。令患者活动患肢，以无任何不适为宜。曲池、手三里穴，以普通毫针刺入后，于针柄套 1 寸长左右的艾段，点燃，施温针灸 20 分钟。皮内针 3～5 天更换 1 次，3 次为 1 个疗程。

(七)硫黄灸疗法

1.取穴

主穴：阿是穴。

2.治法

患者取正坐位，将患侧肘关节搁于桌上，反复按压肱骨外上髁处，找到最痛点，以甲紫做一标记。然后按部位大小选择硫黄结晶颗粒(采用高压消过毒的结晶，加工成碎米粒大小)，置于阿是穴上，用火柴点燃后，迅速用橡皮揿灭，要求施术部位不起疱，感到刺痛为原则。一般仅治 1 次，如不愈，可隔 3 天后再按原法灸 1 次。在治疗当天，切勿下水，以防感染。

(八)皮肤针疗法

1.取穴

(1)主穴：阿是穴。

(2)配穴：手三里、曲池、少海穴。

2.治法

每次取主穴和 1 个配穴，先用拇指在所取之穴位上进行按揉片刻，以七星针叩刺，开始用轻刺激手法，待局部有酸胀感后，加重手法，直至局部渗出大小不等之血珠，叩刺面积为直径 1 cm 左右。揩净血迹，以艾条在局部做回旋灸，约灸 15 分钟，以局部潮红为度，每天 1 次，6 次为 1 个疗程，疗程间隔 3 天。

（九）温针疗法

1.取穴

(1)主穴：阿是穴、手三里、肘髎穴。

(2)配穴：曲池、尺泽穴。

2.治法

主穴均取，疼痛在肘外侧加曲池穴；向肘内侧放射者，加尺泽穴。患者坐位，患者屈肘90°左右，放于桌上。确定阿是穴后，常规消毒，以0.3 mm×40.0 mm的毫针依次刺入阿是穴、手三里、肘髎、曲池（或尺泽穴），针用捻转进针法，强刺激，患者可感觉到酸胀感向前臂、肩部放散，平补平泻法。将长1 cm，直径1.5 cm的圆柱形艾团插于针柄上点燃，直到燃尽为止，使热感沿针身直达患部。每次可灸至5壮。留针30分钟，每天1次，10次为1个疗程，1个疗程结束后，间隔1天，之后进行下1个疗程。

（十）火针疗法

1.取穴

主穴：阿是穴。

2.治法

寻得阿是穴后，并进行标记。取特制之细火针（其形如毫针，分针体和针柄两部分，针体以钨锰合金材料制成，针身直径0.5 mm，针柄用优良的现代隔热或散热材料制成），如无，可用直径0.34 mm×25.00 mm毫针3～5支代替。常规碘伏消毒局部皮肤，用止血钳夹持95%乙醇棉球（捏干，防乙醇溢出）并点燃，靠近要刺之部位，右手持针放在火焰上烧至通红，迅速刺入阿是穴，深达骨膜，速入疾出，出针后用乙醇棉球速压针孔，可立即止痛。以双手拇指向反方向同时用力绷紧皮肤，反复按压局部，多数患者可挤出积液，若无积液，可拔罐吸取，以增强疗效。每周点刺治疗2次，2周为1个疗程，点刺后3～5天内禁止浸水，预防感染，治疗期间充分休息患肘。

（十一）小针刀疗法

1.取穴

主穴：阿是穴。

2.治法

患者取坐位，肘关节屈曲平放在治疗桌上，在患侧肘部寻找压痛点。多数患者为一个痛点，少数患者有2～3个痛点。痛点均用甲紫药水做好标记。常规消毒后，首先取 5 mL 注射器，6 号注射针头，吸取 2%利多卡因注射液 2～3 mL，泼尼松龙 25 mg，做局部注射。先将注射针头刺入皮下做全层浸润麻醉，再将针头深刺达肌腱、筋膜层做扇形缓慢的加压注射。出针后用拇指在注射部稍加按摩，目的使药液向周围弥散，增加疗效。然后用小针刀，沿刀口线和伸腕肌肌纤维走向按四步进针法，平行刺入患处肱骨外上髁皮下。针体与桌面垂直，先用纵行疏通剥离法，再切开剥离，觉得锐边刮平，针不松动，即出针。用无菌干棉球压迫针孔，再用无菌纱布覆盖。

二、推拿治疗

(一)治则

舒经活络，松解粘连。

(二)手法

一指禅推法、㨰法、按法、揉法、拿法、弹拨理筋法、擦法等。

(三)取穴

尺泽、曲池、阿是穴、外关、合谷等穴。

(四)操作方法

(1)患者取坐位或仰卧治疗床之上，患肘半屈位放松，下方垫软枕 1 只。医师先用一指禅推法施于肱骨外上髁处，沿肘关节外侧、桡侧伸腕长短肌至腕部，往返操作 2～3 分钟，继用㨰法施于上述部位，上下往返操作。与此同时做肘关节前臂外展外旋和内收内旋被动活动，反复操作 3～5 次。

(2)接上势，医师以一手握托前臂，半屈肘，以另一手拇指沿桡骨头腕伸肌腱垂直方向做弹拨法，反复操作片刻，手法宜轻巧柔和，再以理筋法平复之。

(3)体位同上，医师一手握紧上臂下段 1/3 处，以另一手握住腕部上段，双手同时用力做反方向牵引拔伸肘关节，持续片刻时间，同时配合做肘关节屈伸外展和屈伸内旋被动活动，反复操作 3～5 次，继以拿揉、按法施于尺泽、曲池、手三里、阿是穴、外关、合谷诸穴，反复操作 1～3 分钟。

(4)用掌擦法于肱骨外上髁及桡侧伸腕肌群，反复操作以局部发热为度，最后用双掌搓揉并抖上肢，结束操作。

(五)自我保健

(1)轻轻拍打患处 10～20 次，再以拇指、示指点揉曲池、手三里、尺泽、阳溪、合谷诸穴 1～3 分钟，做肘关节屈曲、旋转活动 1～3 分钟。

(2)患肘屈曲位于胸前,用健手拇指按揉患肘疼痛处,手法由轻到重,反复操作以酸胀为宜,再用掌擦法上下左右往返搓擦至局部发热为宜。

第六节　腕管综合征

腕管综合征是正中神经在腕管内受压而引起的手指麻木等症状。当局部骨折脱位、韧带增厚或管内的肌腱肿胀、膨大引起腕管相对变窄,致使腕部正中神经慢性损伤产生腕管综合征。腕管综合征又称为迟发性正中神经麻痹,属于"累积性创伤失调"症,是指掌部正中神经受到压迫后产生的示指和中指疼痛、麻木及拇指肌肉无力感等证候。中医学上将证候分为寒湿阻络、气阴两虚 2 型。

一、针灸治疗

(一)体针疗法

1.取穴

(1)主穴:①腕三针;②腕四针。

(2)配穴:拇指麻木疼痛,加经渠、孔最穴;示指麻木疼痛,加阳溪、合谷穴;中指麻木疼痛,加内关透外关、二白穴;手背红肿,加中渚、液门穴;夜寐不安,加神门、三阴交穴;大鱼际萎缩,加鱼际穴。

(3)腕三针位置:在腕掌侧横纹上,第 1 针取在桡侧腕屈肌腱外侧,第 2 针取在腕横纹正中,第 3 针取在指浅屈肌腱内侧。

(4)腕四针位置:在腕掌侧,让患者用力握拳向掌侧屈腕,在腕部掌侧可有三条纵行皮下的隆起,中间者为掌长肌腱,桡侧的为桡侧腕屈肌腱,尺侧的为尺侧腕屈肌腱。在下端腕横纹尺侧腕屈肌腱的内侧缘选一进针点 A1,沿尺侧腕屈肌腱的内侧缘向远端移动 2 cm 左右再定一进针点 A2;在下端腕横纹上的桡侧腕屈肌腱的内侧缘定进针点 B1,再沿桡侧腕屈肌腱向远端移动 2 cm 左右定一进针点 B2。

2.治法

主穴任取一组,配穴据症状选用。

(1)腕三针操作:用 0.25 mm×50.00 mm 毫针。针刺部位常规消毒。腕三针皆沿腕横韧带、腕掌韧带向下平刺,注意避开肌腱、血管、神经,进针深度在 1.0～1.8 寸,以得气为度,留针 20 分钟。

(2)腕四针操作:选用 0.3 mm×25.0 mm 毫针,针体与腕平面呈 90°角进针,深度不宜超过 0.5 cm，然后调转针尖方向，与腕面呈 15°角：A1、B1 两针点针尖向腕屈肌的远端（指尖方向）继续平刺约 0.8 cm，A2、B2 两针点针尖对着腕横纹方向续平刺约 0.8 cm。医师左右手分别持 A1、A2 针柄，对着桡侧腕屈肌方向，右手顺时针单向捻转 A2 针柄，左手逆时针单向捻转 A1 针柄，均快速转动数圈，直至针体有涩滞感为止，然后用小块胶布条缠绕针柄一圈，并粘贴在掌面，防止针体回转（或让助手固定 A1、A2 针柄）。接着，医师左右手分别持 B2、B1 针柄，对着尺侧腕屈肌方向，右手顺时针单向捻转 B1 针柄，左手逆时针单向捻转 B2 针柄，快速转动数圈，针体有涩滞感为止，并用胶布条固定在掌面（或由医师双手持针柄固定针体，以防针体回转）。均留针 20 分钟。

（3）配穴操作：经渠、孔最、阳溪、合谷穴以中强刺激泻法，均以有酸麻胀感为度。余穴施以平补平泻针法。留针 20 分钟，每 5 分钟行捻转法行针 1 次。每天 1 次，10 次为 1 个疗程。

（二）电针加穴位注射疗法

1.取穴

（1）主穴：大陵穴。

（2）配穴：内关、鱼际穴。

2.治法

（1）先行电针法：主穴和配穴均取。患者取坐位，患侧掌心朝上，选 0.35 mm×40.00 mm 毫针，针刺患侧三穴。鱼际穴，快速进针至得气后，留针。内关、大陵穴采用相互沿皮下透刺法，刺至得气后，两穴分别连接电针仪。连续波，输出量以患者能耐受为度。留针 30 分钟。

（2）电针结束后，再行穴位注射。药液：维生素 B_{12} 注射液（0.5 mg/1 mL）加曲安奈德注射液（50 mg/5 mL）各 0.5 mL，选用 1 mL 一次性注射器抽取成混合液，用5 号针头，取大陵穴于近端腕横纹掌长肌腱桡侧缘进针，向上沿掌长肌腱透刺2.5 cm左右，回抽无血后，边退针边均匀注入药液。每周治疗 1 次，一般最多不超过 3 次。

（三）温针疗法

1.取穴

（1）主穴：大陵、内关穴。

（2）配穴：鱼际、阳溪穴。

2.治法

主穴为主，酌加配穴，均取患侧。主穴用温针法：患者取坐位，患手掌向上平放，穴位常规消毒，用 0.35 mm×40.00 mm 毫针，先在大陵穴直刺进针，深度 0.8～1.0 寸，得气后，每穴行平补平泻法，至穴位局部出现酸麻或胀重感为度。然后在内关穴处针刺至外关，深度以使其得气为度。得气后将艾条截成 1 cm 长之艾段，在其一端中心戳一小孔（注意勿穿透对侧皮肤）套置在大陵、内关穴针柄尾部，点燃艾条。燃尽 1 段为 1 壮，每穴灸 2～3 壮。温针后，另取长 5 cm 的艾条 2 段，点燃后，均匀地排放在艾箱内，置于针刺的腕关节上，用布巾覆盖 2 层，避免烟雾直接冒出，待艾条燃尽（约 40 分钟），取下艾箱，以患者局部皮肤均匀潮红、汗出为度。配穴只针不灸，常规针法，刺至得气后，施平补平泻手法，每隔 10 分钟行针 1 次。上述针法均留针 30 分钟。隔天 1 次或每周 2 次，10 次为 1 个疗程。

（四）火针疗法

1.取穴

（1）主穴：阿是穴。

（2）阿是穴位置：环腕部出现的明显压痛点。

2.治法

在患侧腕部寻找明显压痛点，任意选取 3～5 个，标记后常规消毒。患者取坐位，暴露针刺部位。取中粗火针，医师右手握笔式持针，将针尖伸入点燃的乙醇灯或乙醇棉球的外焰中直至针身烧红，快速垂直刺入已选定穴位，进针 1～2 mm，不留针，迅速出针，左手持消毒干棉球速压于针孔。嘱患者当日针孔处勿沾水，火针治疗期间忌食生冷，禁房事。每隔 3 天 1 次，5 次为 1 个疗程。1 个疗程后观察疗效。

二、推拿治疗

（ ）治则

舒筋通络，活血化瘀，疏通狭窄。

（二）手法

一指禅推法、按法、揉法、弹拨理筋法、㨰法、摇法、擦法等。

（三）取穴

大陵、内关、外关、八邪、二间、三间、鱼际、曲池、阳溪、阳池、太渊、合谷等穴。

（四）操作方法

（1）患者取坐位，前臂及腕部下垫枕放于治疗台上，掌侧向上。先以一指禅推法施于前臂，沿屈指肌腱走行方向，反复操作1～3分钟；继以擦法施于上述部位往返操作1～3分钟，在腕管及大鱼际处为重点治疗范围；与此同时，配合腕关节掌屈，左右侧屈和拇指外展内收被动运动，各项活动2～3次。该法疏经通络，使腕管容积增大，改善正中神经受压，以达镇痛之目的。

(2)体位同上，医师先以拇指按法、揉法施于阳溪、阳池、大陵、内关、外关、曲池、太渊、合谷诸穴，反复操作3～5分钟，继以拇指端掐揉八邪、二间、三间诸穴，反复操作片刻，掐时动作要轻巧快速，先掐后揉交替进行。此法有搜风宣脾、畅通气血之功。手法操作时宜偏重，一定要有得气感，则效果为佳。

(3)接上势，医师先以拇指弹拨法沿腕管肌腱走行区反复操作片刻，以松解挤压因素对腕管肌腱、神经的刺激压迫而止痛。继以掌擦腕部及前臂，上下往返操作至皮肤热透入里为度。

(4)拔伸摇腕法：患者取坐位，前臂伸直并旋前位，手背朝上。医师双手握住患者手掌部(以右手为例)，右手在桡侧，左手在尺侧，拇指平放在腕关节背侧，以拇指指端按入腕关节背侧间隙内。在拔伸的情况下，摇晃腕关节，然后将手腕在拇指按压下，做背伸至最大限度，随即屈曲，并左右旋转手腕2～3次。操作完后，用温经通络的药膏外敷，腕部用纸板固定于休息位。此法在活动腕关节的同时能使腕管容积增大，改善正中神经受压现象，同时对月骨脱位、腕关节脱位以达整复之功。

(五)自我保健推拿

(1)将患侧前臂及腕部垫枕置于桌面上，掌侧向上。用健侧手小鱼际轻轻揉前臂及腕掌部3～5分钟。

(2)体位同上。用拇指或示指按揉曲池、内关、外关、后溪、鱼际诸穴，反复操作3～5分钟。

(3)用健侧手握住患臂前下端，肘部呈90°，腕部内外摆动，往返活动10～20次，用擦法擦手腕及前臂部，以透热为度。

第七节　腕关节损伤

腕关节因间接暴力而造成的关节周围韧带、肌肉、关节囊等软组织受到过度牵拉而发生的损伤称为腕关节扭挫伤，包括撕裂、出血、肌腱脱位，严重者可合并小片撕脱性骨折。

一、针灸治疗

（一）筋针疗法

1.取穴

医师在腕部寻找病灶压痛点标记，并以此为根据确定经筋损伤部位，上下循筋寻找筋结点为筋穴，按压筋穴并令患者活动腕关节而腕痛减轻者即是。

2.操作

医师以 0.30 mm×30.00 mm 筋针，在上述局部筋结点常规消毒后进针，沿皮下向腕关节方向纵刺或横刺 20～25 mm，再嘱患者活动腕关节，以腕痛减轻或消失为准，如无减轻则调整针刺方向，直至痛减为止。隔天 1 次，5 次为 1 个疗程。

（二）体针疗法

1.取穴

阿是穴、阳池、阳谷、阳溪、合谷穴。

2.操作

毫针刺可透刺向另一个穴，得气留针 20 分钟；受伤后 12 小时即可用灸法，如艾条温和灸患处，或温针灸，每次 1～2 壮，每天 1 次。或取阳池、阳溪二穴得气后通电 20 分钟，每天 1 次。或取耳穴腕、肾上腺、神门毫针刺。

（三）辅助疗法

1.皮内针疗法

该法可用图钉型皮内针在腕部压痛点或筋结点埋针，胶布固定，并嘱患者活动腕部无明显不适即可。一般留针 1～2 天，注意局部避免着水或水浸，避免感染。如要洗澡时，可在半小时前取下。

2.电针疗法

病久取效不显者，可加电针治疗。常取疏密波，强度以患者能忍受舒适为度，一般通电 15 分钟左右。隔天 1 次，7 次为 1 个疗程。

3.胶布疗法

该法用 2～3 条，宽 0.3 cm、长 5～6 cm 的医用胶布，以腕关节痛点为中点纵行贴附，并再取 5～6 条，宽 0.3 cm、长 1.5 cm 的医用胶布，横向均匀贴附其上，形成米字格。一般留1～2天，注意局部避免着水或水浸，如皮肤过敏出现瘙痒者则即刻去除。

二、推拿治疗

（一）治则

舒筋活血，消肿止痛。

（二）手法

一指禅推法、按法、揉法、拿法、摇法、拔伸法、理筋法等。

（三）取穴

列缺、阳溪、阳池、合谷、神门、通里、太渊、外关、曲池等穴。

（四）操作方法

（1）患者取坐位，患腕前臂置于治疗台上，下方垫软枕1只，医师先以一指禅推法治疗腕关节伤处及其周围，反复操作3～5分钟。继以拇指按揉法施于阳溪、阳池、外关、太渊、神门、通里、列缺、曲池诸穴，反复操作2～3分钟。

（2）接上势，医师以拇指弹拨法沿受伤腕部韧带、肌腱走行方向垂直弹拨、理筋平复，操作治疗持续片刻，再用掌擦法施于患腕部及前臂上下，反复操作至皮热透入里为度。

（3）体位同上，医师以一手握住患肢前臂下端，以另一手握住其掌指部，两手用力做对抗拔伸牵引腕关节，持续片刻，随之转换为双手握持其掌指部，以两手拇指并行按压于掌背近腕处做背屈、掌屈、侧屈和环转摇动被动运动，反复操作2～3次。最后以搓抖法施于患肢，上下往返2～3次，以捻勒手指法结束操作。

（五）自我保健推拿

（1）拇指与四指相对捏拿前臂下部病变处数分钟，至有舒适感，再点揉曲池、尺泽、太渊、大陵、神门、阳溪、阳池、合谷、腕骨诸穴1～3分钟。

（2）拇指与四指相对捏揉腕部掌面与背面，拇指、示指相对揉腕关节两侧。拨揉腕部周围肌腱及韧带，并用拇指轻轻叩击腕部及周围，做腕关节主动屈伸、摇摆运动，反复操作3～5分钟。

第八节 腱鞘囊肿

腱鞘囊肿是筋膜部位发生的囊性肿物，以腕关节多见，也可发生于手掌指关节和足趾的背面、腘窝等处，多为单房性呈圆形囊肿或为多房性呈椭圆形囊肿，囊肿外观呈圆形隆起，表面光滑，边缘清楚，质软，内含有透明、微白色或淡黄色的浓稠黏液，有波动感，囊液充满时，囊壁变为坚硬，局部压痛、酸痛、乏力，活动受限。腱鞘囊肿是一种常见病，属于中医学"筋瘤""筋结"等范畴。多见于青壮年女性。

西医学对本病的发病原因尚未十分明确，多认为是滑液由关节囊或腱鞘内向外渗出而形成的疝状物，或是结缔组织内局部胶样变性等因素所致。

中医学认为本病由劳伤筋脉，或寒湿侵犯，致使经脉阻滞，气血运行失常，经络不通，而致郁结，筋膜肌腱失其濡养而导致关节囊或腱鞘发生黏液性或脓性变，久则瘀积成形而发为本病。

一、针灸治疗

（一）筋针疗法

1.取穴

医师在相应的囊肿上下循筋寻找筋结点，按压该点有轻微压痛或酸胀感即是。

2.操作

医师以 0.3 mm×30.0 mm 筋针，在上述局部筋结压痛点上常规消毒后进针，沿皮下向囊肿方向透刺 20～25 mm，再嘱患者活动相应手背或足背，用力活动时以酸胀或痛楚感减轻为准，如不减轻则调整针刺方向，以减轻为度。

（二）三棱针疗法

1.取穴

囊肿部位阿是穴。

2.操作

医师以消毒的三棱针，在上述局部筋结囊肿点常规消毒后，进针刺破囊壁，起针后挤压囊壁，挤出胶冻状淡黄色或白色黏液，一般囊肿即刻明显缩小，然后用消毒敷料加压包扎。如2天后仍有囊肿，可再如法治疗2～3次，直至囊肿消失。

(三)火针疗法

该法适用于多次治疗仍有复发而顽固者。

1.取穴

囊肿部位阿是穴。

2.操作

在上述局部筋结囊肿点标记后常规消毒，医师手指局部固定囊肿，火针于乙醇灯上烧至透亮后，快速进针刺破囊壁起针，其后挤压囊壁，挤出胶冻状淡黄色或白色黏液，一般囊肿即刻明显缩小，然后用消毒敷料加压包扎。如2天后仍有囊肿，可再如法治疗2～3次，直至囊肿消失。

(四)温针疗法

该法适用于囊肿较小，或三棱针、火针后仍有残留者。

1.取穴

囊肿部位阿是穴。

2.操作

医师以24号1.0～1.5寸毫针，在上述局部筋结囊肿点常规消毒后，在囊肿中央处进针刺破囊壁，再由四周向中央透刺囊壁，用枣核大艾团固定于针柄点燃，每次3～5壮，每天或隔天1次，直至囊肿消失为止。

二、推拿治疗

(一)治则

软坚散结，活血化瘀。

(二)手法

一指禅推法、㨰法、揉法、按法、推挤法、叩击法、拿捏法等。

(三)取穴

阿是穴，肿块局部，以痛为腧等。

(四)操作方法

(1)患者取坐位，患腕伸直置于治疗台上，腕背向上呈掌屈位，医师先以一指禅推法施于囊肿局部及其周围反复操作，与此同时，配合腕关节背屈和内外侧屈被动活动，反复操作 1～3 分钟，以使囊壁变软松弛，局部发热，血液循环加快之功。

(2)按压推挤法：患者坐位，医师以双手握住腕部，两手拇指抵于囊壁处，先拔伸牵引患腕并向各个方向做被动活动。在拔伸牵引下迅速将腕关节掌屈，使囊壁紧张，同时用双手拇引力向下按压并向近心端推挤，往往一次推破。如未推破可再重复一次。然后加以按揉法，把液体挤出囊外，肿块则立即消失。然后用棉布包裹一个硬币作垫压迫原囊肿部位，佩戴护腕或绷带加压包扎固定 3～5 天。本法适用于一般囊肿。

(3)敲击破囊法：患者坐位，将患腕伸平放于有软垫的治疗台上，腕背向上并略呈掌屈，医师以一手握住患手维持其稳定位置，以另一手持拿换药碗盘，以其边缘，用力、迅速、准确敲击囊肿，往往一次即可击破，如囊肿坚硬一次未击破者，可再敲击一两次。击破后的处理同上法。本法适用于囊肿较大而坚硬者。

(五)自我保健推拿

(1)以健侧拇指先按揉囊肿处 2～3 分钟。

(2)一手握腕稍加牵拉力，拇指施加压力向下垂直按压，反复 3～5 次。

(3)患手置于桌上，囊肿部向上，以健侧掌根或握拳猛击囊肿处 2～3 次。

第九节　强直性脊柱炎

强直性脊柱炎是一种慢性、炎症性、以脊柱关节为主的全身性免疫性疾病。该病的发病形式一般比较隐匿，早期可有厌食、低热、乏力、消瘦及贫血等症状，但除了儿童患者外一般症状都不严重。其首发症状为腰痛、晨僵、肌腱/韧带骨附着点炎症，半数以上患者在病程中出现外周关节症状，其受累部位以髋、膝、踝等下肢大关节多见，也可累及肩、腕等上肢大关节，指、趾等末梢小关节受累较少见。其典型表现为脊柱关节炎、周围关节炎。作为一种全身性慢性炎症性疾病，强直性脊柱炎还可累及其他器官，如心血管、肺、肾、眼、神经肌肉及前列腺等。该病的发病率在 0.1%～2.0%。目前西医尚无有效控制病情发展的方法，药物治疗不良反应明显。

本病归属中医痹病范畴。

一、针灸治疗

(一)体针疗法

1.取穴

(1)主穴:华佗夹脊、大椎、风池、肾俞、阳陵泉、悬钟、八髎穴。

(2)配穴:受累外周关节周围局部取穴。

2.治法

主穴华佗夹脊每次必取,其他穴位据症情而加。配穴用于有外周关节受累者。华佗夹脊采用盘龙刺法:沿脊柱从上向下左右交叉取穴,如首取第1胸椎左侧夹脊,则后取第二胸椎右侧夹脊,左右交替,其状如龙盘于脊柱,故名盘龙刺法。刺左不刺右,刺右不刺左,隔天相互换刺对侧。华佗夹脊针刺,选用0.3 mm×40.0 mm的毫针,针尖向脊柱方向,刺至碰到骨膜障碍后行缓慢提插捻转手法,令患者感觉针处有强烈的酸胀得气感,之后将针留在适宜深度(以针根离皮肤15 mm为宜)。留针30分钟。留针期间,夹脊穴处可用温针法:以1.5～2.0 cm的艾段插于针柄上,从下部点燃后,施灸2壮;或采用艾条循督脉往返施温和灸20分钟;或取针后再加用隔附子饼灸,选病灶处的夹脊穴数穴,灸3壮。其余穴位常规刺法。亦均留针30分钟。隔天1次,10次为1个疗程,疗程间停治5天。

(二)电针加穴位注射疗法

1.取穴

(1)主穴:①灵台、至阳、筋缩、中枢、脊中、悬枢、命门、华佗夹脊穴;②膏肓俞、膈俞、脾俞、胃俞、肝俞、胆俞、气海俞、秩边、肾俞穴。

(2)配穴:足三里、太溪、三阴交、悬钟穴。

2.治法

(1)药液:当归注射液、丹参注射液、黄芪注射液。

(2)操作:主穴,每次选1组穴,穴位注射根据病位,选用4～6穴。其余穴位均用于电针治疗。二组主穴交替使用,配穴酌加,均用于电针治疗。先行电针,选用0.3 mm×(40.0～50.0) mm毫针,常规针法,刺至得气后施以平补平泻手法,选择3～4对穴位,连接电针仪,用连续波,强度以患者可耐受为度。并配合特定电磁波灯背部照射,照射距离以患者感温热舒适为度。每次留针30分钟。针后再行穴位注射。上述药液任选一种,以5 mL注射器吸取,刺至得气后,每穴注射药物0.5～1.0 mL。每天1次,10次为1个疗程。疗程间停治3天。

(三)刺络拔罐疗法

1.取穴

(1)主穴:夹脊穴、阿是穴。

(2)配穴:大椎、肾俞、腰阳关、腰眼穴。

(3)阿是穴位置:病灶处。

2.治法

主穴为主,酌加配穴1～2穴。嘱患者处卧位。先取患者颈、胸、腰骶部夹脊穴,皮肤均匀涂上液状石蜡,取中号玻璃罐,以闪火法拔走罐,往复推吸至皮肤微红。再于受累脊柱段两旁夹脊穴、阿是穴等穴位处梅花针叩刺,以皮肤见细小出血点为度,后予叩刺段拔大号玻璃罐,留罐10分钟。起罐后以无菌纱布擦净瘀血,并用乙醇棉球清洁局部皮肤。配穴可单用大号或中号罐吸拔,不行叩刺。无论主穴还是配穴,应注意叩刺和吸拔部位的交替轮用。上法每周2次,10次为1个疗程。疗程间停治1周。

(四)铺灸疗法

1.取穴

主穴:督脉(大椎至腰俞段)。

2.治法

(1)铺灸药物制备如下。①斑蝥散:斑蝥3 g,白芍10 g,川乌10 g,细辛10 g。②麝斑散:麝香0.5 g,斑蝥3 g,丁香1 g,肉桂1 g,甘遂2 g。上述二方药物均研细末,各自混匀备用。另取大蒜(约500 g)捣烂成泥及陈艾绒200 g备用。

(2)患者俯卧,裸露背部,将脊柱及两侧皮肤(督脉及膀胱经)常规消毒后,在督脉大椎穴至腰俞穴段先涂蒜汁,并铺敷7 cm宽、1.25 cm厚的长蛇形含药蒜泥,在所铺蒜泥之上再铺艾绒1条(约1 cm宽,1 cm厚)。然后,点燃头、身、尾3点,让其自行燃烧。燃烧过程中以患者有烧灼感为度,根据情况,在施灸过程中,可适当添加艾绒。每次铺灸约30分钟。灸毕,移去蒜泥与艾灰,用湿纱布轻轻将皮肤揩干。灸后局部皮肤出现微红灼热,属正常现象,无需处理。如局部出现水疱,可用消毒针刺破水疱放出渗液,并用药棉揩干,再涂以烫伤油或甲紫药水,并以纱布包敷。隔天换药1次,直到结痂脱落。

(五)穴位埋植疗法

1.取穴

(1)主穴:阿是穴、华佗夹脊穴。

(2)配穴：肝俞、肾俞、脾俞、腰阳关、命门穴。

(3)阿是穴位置：骶髂关节病灶处。

2.治法

主穴为主，其中华佗夹脊取受累关节处的穴位。每次取 2～4 穴。配穴酌量加，每次取 1～2 穴。穴位宜轮流取用。患者俯卧，先用甲紫在穴位处做一进针标记，以 0.5%碘伏常规消毒后，用 2%利多卡因局部麻醉，医师右手持针，针头顶压于所埋穴位，左手将一段已消毒的 0 号羊肠线(将 0 号羊肠线剪成 1.5 cm 的小段，使用前浸泡于 75%乙醇中 30 分钟)套于埋线针尖端的凹槽内，然后左手拇指绷紧穴位皮肤，右手持续缓慢进针，针尖缺口向下以 15°～40°角刺入，直至肠线头完全埋入皮下，再进针 0.5 cm，将肠线埋于穴内肌层，随后出针，针孔处用碘伏再次消毒，外敷无菌纱布。15～20 天埋线 1 次，3 次为 1 个疗程，埋线后 3～5 天内嘱患者勿洗澡，以避免针孔感染。

二、推拿治疗

(一)治则

舒筋通络，解痉镇痛，滑利关节。

(二)手法

㨰法、按法、揉法、点法、弹拨法、拍法、擦法、运动关节类手法等。

(三)取穴

肺俞、膈俞、三焦俞、肾俞、大椎、至阳、命门、腰阳关、八髎、环跳、阳陵泉、承山、委中等穴。

(四)操作方法

(1)患者俯卧位，胸腹部可垫软枕，医师位于一侧，先施㨰法于背腰两侧棘肌部，自上而下往返㨰动 3～5 遍；继用掌根揉法施于病变脊椎两侧腰背骶棘肌，反复操作 1～3 分钟；再用弹拨法施于骶棘肌自上而下往返操作治疗 2～3 遍。以肺俞、膈俞、三焦俞、肾俞、至阳、筋缩、命门、八髎等穴位为治疗重点，以酸胀为度。

(2)体位同上，医师以掌根按压脊柱，自大椎至腰骶部往返按压治疗 3～5 遍；继以㨰法施于两侧骶髂关节部位，同时配合下肢后伸、外展、内收被动活动；再施用掌拍法于脊柱部，自大椎至骶部依次拍打，上下反复操作 2～3 遍；接着以掌直擦法施于脊柱两侧，往返操作数次，以热气直透腠理为度。以身柱、三焦俞、腰阳关、八髎、环跳诸穴为治疗重点。

(3)嘱患者仰卧位，医师施用㨰法于髋部大腿前外、内侧肌群，自上而下往返操作治疗数次，并配合大腿内收、外展被动活动 3～5 次；继用按揉法于髀关、伏兔、风市、阳陵泉、委中、承山诸穴，反复操作片刻，以酸胀为度。治疗以髋关节、膝关节、踝关节部位为重点。

(4)体位同上，医师以双手握住患小腿，先做髋关节屈曲、伸直被动活动 3～5 次；继做髋关节顺时针和逆时针方向摇转被动活动各 3～5 次；再用指掌拍下肢内、外侧，沿足三阳、足三阴经脉循行路线，上下往返拍打操作 3～5 遍；接用拔伸、搓抖下肢片刻，以结束治疗。

(五)自我保健推拿

(1)用一手或两手中指点按大椎穴 20～30 次，以有酸胀感为宜。

(2)用一手指掌面着力，四指并拢放于上背部反复斜擦大椎各 20～30 次，以局部发热为佳。两手交替进行。

(3)先以一手示、中指按于对侧肩井穴(掌根附于锁骨下)，向下揉按 10～30 次，以有酸胀感为宜。两手交替进行。

(4)先用一手掌面搭于同侧肩背部，以示指、中指端按于肺俞穴，按揉 20～30 次，以局部发热为佳，两手交替进行。

(5)用两手示指、中指分别按在两侧脾俞穴上(拇指附着在肋骨上)，用力按揉 30～50 次，继以两手握拳，用示指掌指关节突起部反复按揉 20～30 次，或用两手握空拳，用拳背擦 20～30 次，至局部有热感为度。

(6)用两手拇指分别按于两侧一肋端，示指、中指按肾俞穴做向外揉按 20～30 次，再用指掌着力斜擦肾俞穴 20～30 次，直至腰部发热为度。

(7)两手五指并拢，以掌根部分别抵于两侧腰骶部，自上而下反复搓擦 20～30 次，至下腰部透热。

第十节　膝关节炎

膝关节炎是指膝部关节或周围组织发生炎性改变而引起疼痛肿胀的一组症状，属于中医学“痹证”的范畴。

西医学把常见的膝关节炎分为3种类型，即骨关节炎、创伤后关节炎和类风湿关节炎。骨关节炎是最常见的关节炎，一般认为是慢性进行性退化性疾病，以软骨的慢性磨损为特点，常在中老年时发病；创伤后关节炎是膝关节创伤后逐渐出现的关节炎，临床表现与骨关节炎相近，但是有明确的外伤史；类风湿关节炎是关节炎的炎症性类型，早期以关节的滑膜炎症为主，继而侵蚀关节软骨，造成关节功能的严重丧失，晚期可残留严重畸形。类风湿关节炎可发生在任何年龄，以年轻人居多，通常累及双膝。

中医学认为本病多发于跌打损伤劳损，或因外邪入侵，或因素体阳虚，肝肾不足，筋骨失养，导致膝关节经络气血不畅或不荣，从而产生本病。

一、针灸治疗

（一）温针疗法

1.取穴

（1）主穴：犊鼻、内膝眼、血海、梁丘穴。

（2）配穴：①肾俞、腰阳关穴；②阳陵泉、足三里、三阴交穴。

2.治法

主穴均取，用温针法；配穴取一组，二组交替轮用，常规针刺。患者取仰卧位，膝关节下垫一小棉枕，使膝关节呈半弯曲状态，肌肉放松，穴区皮肤常规消毒，用直径0.3 mm、长度50 mm毫针刺入穴位，行提插捻转手法，得气后，将直径10 mm、长度15 mm艾条段插在针柄上由下端点燃施灸，每部位3炷。直到艾炷全部燃烧完，继续留针10～15分钟，使热力通过针身传到体内，达到治疗目的。为避免烫伤，可用一圆形硬纸片，剪一缺口，套在针下。配穴用同法针刺，不加艾段温灸。每天或隔天1次，20次为1个疗程，疗程间停治3～5天。

（二）穴位注射疗法

1.取穴

（1）主穴：内膝眼、犊鼻穴。

（2）配穴：阳陵泉、阴陵泉、足三里穴。

2.治法

（1）药液：鹿瓜多肽注射液5 mL、丹参注射液5 mL、复方当归注射液4 mL加2%利多卡因注射液1 mL混合液。

（2）主穴为主，酌加配穴。上述药液任选一种。穴位进行常规消毒后，用5 mL一次性注射器配齿科5号长针头，针刺注入穴位适当的深度得气后，回抽无血，即注入药物。鹿瓜多肽注射液和丹参注射液，每穴 1 mL，复方当归注射液 4 mL 加 2%利多卡因注射液 1 mL 混合液每穴注入 1～2 mL。鹿瓜多肽注射液，每星期注射 1 次，4 周为 1 个疗程，共治疗 2 个疗程。其余药液隔天 1 次，每周 3 次，4～6 周为 1 个疗程。

(三)针灸疗法

1.取穴

(1)主穴：足三里、阳陵泉、犊鼻、内膝眼、血海、梁丘、鹤顶穴。

(2)配穴：关元、气海、绝骨、阴陵泉穴。

(3)鹤顶穴位置：在膝上部，髌底的中间凹陷处。

2.治法

主穴每次取 3～4 个，配穴取 1～2 个，穴位可交替轮用。视患者胖瘦选用 40～50 mm 长、0.35 mm 粗的不锈钢毫针，针刺上述穴位，捻转得气后，留针 30 分钟。去针后加用灸法，以下 2 种方法，任选 1 种：一为艾盒灸，以长方形艾盒中，将 2 节约 1 寸长艾条点燃均匀放入，置于患侧膝关节施灸，以患者感舒适温热为宜，施灸约 30 分钟。二为隔附子饼灸，附子粉适量，用蜂蜜调成糊状，敷于所选穴位，大小直径约 0.5 cm，厚 0.5 cm，点燃艾条，在距穴区皮肤约 4 cm 处，隔药熏灸，每穴灸 5～6 分钟，如为双侧，可两手同时执艾条施灸，30 分钟。整个治疗时间约 60 分钟。每天或隔天 1 次，10 次为 1 个疗程。疗程间隔 3～5 天。

(四)电针疗法

1.取穴

(1)主穴：犊鼻、内膝眼、血海、梁丘、阴陵泉、阳陵泉、足三里穴。

(2)配穴：委中、委阳、承山、腰阳关穴。

2.治法

主穴为主，效不显时加配穴。取主穴时，患者取仰卧位或端坐位，以(0.25～0.30)mm×(50.00～60.00)mm 的毫针，先针犊鼻和内膝眼，再针其他穴位，针尖均宜朝向膝部，得气后，采用平补平泻手法，接电针治疗仪，连续波，强度以患者能忍受为度。配穴取俯卧位，常规针刺不通电。留针 30 分钟，每天 1 次，10 次为 1 个疗程。

(五)电温针疗法

1.取穴

(1)主穴：内膝眼、犊鼻、血海、梁丘、阿是穴、鹤顶穴。

(2)配穴:阴陵泉、足三里;肝肾不足型加肾俞、志室、照海、太溪穴;气血亏虚型加脾俞、膈俞、三阴交穴。

(3)阿是穴位置:膝内外侧压痛点。

2.治法

主穴均取,配穴据症而加。主穴用电温针法,配穴用普通针刺法。电热温针法操作:选用 0.35 mm×(40.00～60.00)mm 毫针,犊鼻、内膝眼穴斜向上呈60°角,余穴呈垂直方向快速进针。均施捻转平补平泻手法,中度刺激,针下得气后在针柄上插直径 1.5 cm、长 2.0 cm 的药用艾条段,在下端点燃,燃尽后再换一炷,每次灸 2 炷。为避免烫伤,针柄上的艾炷与患者的皮肤应相距 2～3 cm,过烫时用硬纸板隔垫。温针灸的同时,以上主穴接电针(亦可灸后继接电针),用连续波或疏密波,刺激强度以患者可耐受为度,通电 30 分钟。配穴常规针法,留针时间相同。每天 1 次,10 次为 1 个疗程,一般需治疗 3 个疗程以上。

(六)隔物灸疗法

1.取穴

(1)主穴:犊鼻、内膝眼、鹤顶、足三里穴。

(2)配穴:阴陵泉、阳陵泉、血海穴。

2.治法

(1)药饼制作如下。①附子饼:炮附子研粉,加适量黄酒、饴糖调制成直径约 20 mm、厚 3～5 mm 的圆形药饼,中间均匀戳直径约 2 mm 左右小孔 5 个,备用。②三七饼:先将三七研成极细粉末,过 200 目筛,制成三七粉。取三七粉 10 g,60%乙醇 5 mL,调和成糊状,做成直径 3.0 cm、厚 0.8 cm 的圆饼,中间以针刺 10 个小孔,备用。

(2)主穴为主,酌加配穴。每次选用 2～4 个穴位,穴位可轮用。准确取穴,任选下列隔饼灸法之一。隔附子饼灸法,将附子饼置于穴区,用自制艾灸器将直径约 2 cm、长约 4 cm 艾条悬置距附子饼 1 cm 上方点燃,灸治过程中不断将艾灰去掉,并保持艾条与附子饼间距和火势。每次灸约 30 分钟,以穴位皮肤泛红而不灼伤为度。隔三七饼灸法,将三七饼置于穴区,上置艾炷(重 2 g)施灸,患者觉烫时可略作移动,药饼烤干时可在上面滴 60%乙醇数滴以浸润或直接更换新药饼,每次灸 5 壮,以使皮肤潮红而不起疱为度。每天 1 次,每周连续治疗 6 天。

(七)火针疗法

1.取穴

(1)主穴:鹤顶、内膝眼、犊鼻穴。

(2)配穴：血海、梁丘、阳陵泉、阴陵泉、足三里穴。

2.治法

主穴为主，酌加配穴。选用直径 0.5 mm、长 25～30 mm 的钨锰合金火针。一般一次针 3～5 个穴，患者仰卧位，屈膝。火针组先在各穴处予指甲划痕标记，用安尔碘消毒，点燃乙醇灯，将针身的前中段烧至红白，迅速准确地刺入所选穴位，疾进疾出，根据不同部位(穴位)可刺 0.3～1.5 cm 深度，每穴散刺 3 针。出针后用消毒干棉球重压针眼片刻。嘱患者注意保持局部清洁，避免感染。隔天 1 次，5 次为 1 个疗程，间隔 3 天再行第 2 个疗程。

(八)电热针疗法

1.取穴

主穴：内膝眼、犊鼻、阳陵泉、阴陵泉穴。

2.治法

上穴均取，用 DRZ-I 型，直径为 0.50 mm、长度为 60 mm 的电热针，刺入穴位行提插手法，得气后，在针柄上接通电热针治疗仪，电流由小到大在 60～80 mA，以局部酸胀明显为度，治疗时间 30 分钟。隔天 1 次，10 次为 1 个疗程，疗程间停治 3 天。

二、推拿治疗

(一)治则

舒筋通络，活血止痛，滑利关节，柔肝益肾健脾。

(二)常用手法

一指禅推法、㨰法、按揉法、弹拨法、拿捏法、点法、擦法、摇法。

(三)取穴

以肝、脾、肾三经腧穴及膝周部为主，可具体选用膝周的梁丘、血海、双膝眼、阴陵泉、阳陵泉等穴及肝、脾、肾三经的五腧穴和背俞穴。

(四)操作方法

老年患者经常是左右两侧膝关节均有不同程度的患病，左右两侧膝部均需要以下手法的常规操作。

(1)患者仰卧位，如膝关节不能完全伸直者可在腘窝下垫一软枕。医师以按揉法、拿捏法、㨰法作用于大腿股四头肌及膝髌周围，以局部痛感减轻，发热为宜。该手法可改善膝周气血供应，起到舒筋止痛之功。

(2)点按膝周诸穴,以穴位感觉酸胀为宜。点膝周诸穴可疏通膝周经络,具有良好的止痛效果。

(3)以掌根部揉髌骨周缘,以下缘处为主,可有效改善髌骨及其周围软组织的气血供应。

(4)医师于患膝外侧,用双拇指将髌骨向内推挤,同时垂直按在髌骨边缘压痛点,力量由轻逐渐加重。此手法同掌根部揉髌共用,可改善髌骨位置,达到放松股四头肌,改善髌骨力线的作用。

(5)被动屈伸膝关节。此法可改善膝关节力线,达到滑利关节,舒筋通络的效果。

(6)患者俯卧位,医师用㨰、揉等手法对患者大腿后侧、腘窝及小腿后侧进行手法放松,重点在于腘窝部,以充分放松腘绳肌。该手法可改善膝周气血供应,起到舒筋止痛之功,同时可有效改善膝关节不敢伸直的状态。

(7)对膝后穴位进行点按,以酸胀为宜。具有一定的止痛效果。

(8)屈膝情况下进行膝关节的内旋、外旋等被动活动及用摇法摇转膝关节,以期滑利关节。

(五)随证加减

(1)肝肾不足,筋脉瘀滞证:加点按肝俞和肾俞穴,并对阳陵泉和血海穴重点按揉,上述(四)中手法第(5)、(6)、(8)的操作可适当加强。

(2)脾肾两虚,湿注骨节证:整个手法以轻柔为主,可暂时不应用上述(四)中手法(5)、(8),加点按脾俞和肾俞穴,并对足三里和解溪穴重点按揉。

(3)肝肾亏虚,痰瘀交阻证:加点按肝俞、肾俞和丰隆穴,并对阳陵泉和足三里穴重点按揉,上述(四)中手法第(2)、(7)项操作时间可相对加长。

(六)推拿疗程

临床推拿治疗每次单膝的治疗时间宜保持在20～30分钟,以10天为1个疗程。疗程间患者可以停止治疗一两天进行自体修复。

第十一节　踝关节扭伤

踝关节扭伤是指在外力作用下,踝关节骤然向一侧活动而超过其正常活动度时，引起关节周围软组织如关节囊、韧带、肌腱等发生撕裂伤。轻者仅有部分韧带纤维撕裂；重者可使韧带完全断裂或韧带及关节囊附着处的骨质撕脱，甚至发生关节脱位。

一、针灸治疗

(一)急性期

1.穴位注射疗法

(1)取穴：阿是穴。

(2)操作：损伤急性期。用地塞米松 5 mg，加 2%利多卡因注射液 2 mL，维生素 B_{12} 500 μg 混合注入于阿是穴，5 天注射 1 次，2～3 次为 1 个疗程。

2.刺络拔罐疗法

(1)取穴：阿是穴。

(2)操作：在局部血肿处，用一针多向透刺或多针透刺，或用三棱针、一次性采血针、注射针尖作豹纹刺，再加拔火罐。可每天 1～2 次，直至痊愈。

(二)慢性期

1.毫针刺法

(1)取穴：丘墟、商丘、解溪、阿是穴。

(2)操作：外翻扭伤者取解溪、商丘、患侧阿是穴；如内翻扭伤者取丘墟、患侧阿是穴。以 1.0～1.5 寸毫针，针刺得气后行滞针法，得气后接电针仪，用连续波，电流强度以患者能耐受为度，针后加拔火罐。配穴针刺得气即可。每天 1 次。

2.刺络拔罐疗法

(1)取穴：阿是穴。

(2)操作：在局部痛点处，以一次性采血针或注射针尖做豹纹刺，再加拔火罐。可 2～3 天 1 次。

3.火针疗法

取痛点。穴位常规消毒后，医师一手持燃烧的乙醇灯，一手用细火针，在乙醇灯上烧热，待针体烧通红时，持针的手迅速在上述穴位上点刺，每穴点 3～5 下，加拔火罐，留罐 10 分钟左右，隔天或 3 天 1 次。

4.灸法

(1)取穴：参照毫针刺法。

(2)操作：可在针刺的基础上加温针灸；或用艾条温和灸，每穴灸 3～5 分钟；或直接在局部作隔姜灸，每次 3～5 壮。每天或隔天 1 次，7 次为 1 个疗程。

二、推拿治疗

(一)治则

活血化瘀,消肿止痛。

(二)手法

一指禅推法、按法、揉法、擦法、拔伸法、摇法等。

(三)取穴

以足少阳胆经、足太阳膀胱经为主,取风市、阳陵泉、足三里、承筋、绝骨、解溪、太溪、昆仑、丘墟、太冲等穴。

(四)操作方法

(1)患者仰卧位,医师先以轻柔的一指禅推法施于踝关节病变处及周围,反复操作治疗3～5分钟;继用按揉法施于风市、阳陵泉、承筋、足三里、绝骨、解溪、昆仑、丘墟诸穴,反复按揉治疗2～3分钟。

(2)拔伸踝关节法:患者仰卧位,医师位于患脚前方,用一手托握住足跟踝部,用另一手握紧足趾部用力向上拔伸牵引半分钟后,先外翻扩大踝关节内侧间隙,以一手示指压入其间隙内。在继续拔伸牵引下,做内翻扩大踝关节外侧间隙,以拇指压入关节间隙内。在一手拇指及示指夹持踝关节和另一手拔伸牵引下,做踝关节左右摇转及屈伸被动运动,各方向反复操作2～3次。此法滑利关节,可使伤筋骨错缝理顺整复。

(3)体位同上,医师施以掌擦法或鱼际擦法于伤病处,反复操作治疗,直至皮肤色红发热、深透入里为宜。

(五)自我保健推拿

取坐位,用手掌大鱼际揉病痛部位,手法要轻巧柔和,避免加重刺激,增加疼痛。用拇指揉按血海、三阴交和太冲穴,再以摇法,使踝关节做向外、向内环绕摇动3～5次。继做背屈、跖屈活动3～5次。用手掌大鱼际搓擦局部,往返操作,引热入里3～5分钟。

第五章

神经科病证的针灸、推拿治疗

第一节 眩　　晕

现代医学认为，引起眩晕的病因分为3种：周围性眩晕（耳性眩晕）、中枢性眩晕（脑性眩晕）和其他原因的眩晕。中医认为目视眼花、发黑为眩；头晕或旋转不定，不能站立为晕。二者常同时并见，故统称“眩晕”。轻者闭目即止；重者如坐车船，旋转不定，不能站立，或伴恶心、呕吐、汗出，甚则昏倒等症状。

一、针灸治疗

（一）毫针法

1.治法一

（1）取穴：百会、风池、行间、侠溪，酌配足三里、曲池。

（2）方法：毫针常规刺法，得气后用泻法，留针30分钟。

（3）疗程：每天1次，7～10次为1个疗程，适用于肝阳上亢者。

2.治法二

（1）取穴：头维、风池、内关、丰隆，酌配中脘、足三里。

（2）方法：毫针常规刺法，得气后用泻法，留针30分钟。

（3）疗程：每天1次，7～10次为1个疗程，适用于痰湿中阻者。

3.治法三

（1）取穴：太阳、阿是穴、印堂、头维。

（2）方法：毫针常规刺法，得气后用泻法，留针30分钟。必要时加用三棱针放血。

（3）疗程：每天1次，7～10次为1个疗程，适用于瘀血阻络者。

4.治法四

(1)取穴:百会、四神聪,中气虚陷者加中脘、足三里,气血两虚者加三阴交、神门,肾精不足者加太溪、肾俞。

(2)方法:毫针常规刺法,得气后用补法,留针 30 分钟。

(3)疗程:每天 1 次,7～10 次为 1 个疗程,适用于虚证眩晕。

5.治法五

(1)取穴:中脘、下脘、气海、关元、商曲(双穴)、滑肉门(双穴)、气旁(双穴,穴在气海旁开 5 分处)。

(2)方法:2 寸针直刺,病程短浅刺,病程长则深刺。只捻转不提插,轻捻转慢,施术轻缓。留针 30 分钟。

(3)疗程:每天 1 次,5 次为 1 个疗程。疗程间休息 2 天,共治 4 个疗程。用于颈性眩晕。

6.治法六

(1)取穴:以后发际至第 7 颈椎棘突高点作一直线,取中点为中宫,以中宫至第 7 颈椎棘突高点为半径作一圆周,将此圆周分为八等份,天、地、风、云、龙、虎、鸟、蛇。在河车路颈针分别对应天乾、地坤、风巽、云艮、龙震、虎兑、鸟离、蛇坎 8 个部位。

(2)方法:用 28～30 号 50 mm 毫针,先取上下之天乾、地坤位,左右之鸟离、蛇坎位,再取左上右下的虎兑和右上左下的风巽、龙震位进针。中宫一针对准鼻尖方向,易于定位,可均匀激发经气。进针深浅为 25～40 mm,针感扩散至整个枕部及枕下部。留针时用提插捻转手法,每 5～10 分钟行针 1 次,最后 1 次行针后起针。留针 10～20 分钟。

(3)疗程:每天 1 次,10 次为 1 个疗程。疗程间休息 2 天,共 2 个疗程。用于因椎基底动脉供血不足引起的眩晕、头痛、耳鸣等。

(二)耳针法

1.取穴

耳神门、枕、皮质下、脑,肝阳上亢加结节、耳背静脉放血,痰湿中阻加胃、内耳,气血两虚加心、脾,肾精不足加肾、内分泌。每次单侧,用 3～5 个耳穴,左右交替。

2.方法

实证用毫针法,留针 30 分钟。虚证用王不留行籽敷贴固定,自行按压,3 次/天。

3.疗程

毫针每天1次,7～10次为1个疗程。压丸3天1次,5～7次为1个疗程。

(三)头皮针法

1.取穴

顶中线。肝阳上亢,痰湿中阻加额旁2线;气血两虚,中气下陷加枕下旁线;瘀血阻络加头维、太阳(放血),肾精不足加百会穴灸法。

2.方法

除注明用法者之外,用毫针沿皮刺入帽状腱膜下层,深1.0～1.5寸,留针30分钟。实证行针2～3次,用快速捻转法;虚证静留针,其间不行针。

3.疗程

每天1次,7～10次为1个疗程。

二、推拿治疗

(一)治则

化痰祛湿,调和气血,清利头目。

(二)手法

一指禅推法、拿法、按法、揉法、平推法、扫散法等。

(三)取穴

取穴以足太阴脾经、足阳明胃经、足厥阴肝经、足少阴肾经及其募穴为主。取太阳、百会、上星、角孙、脑空、风池、风府、风门、肩井、大椎、内关、神门、膻中、心俞、肝俞、足三里、三阴交等穴。

(四)操作方法

(1)患者坐位,医师位于其背后,先用五指拿法施于头部,自前发际沿头五经拿至头后脑空穴后转为三指拿颈项两侧,反复操作1～2分钟,以有酸胀感为佳。

(2)承上势,医师用拇指扫散法施于头部两侧,自头维至角孙,到头后枕侧,往返操作7～10遍,先左侧后右侧。继之用拇指按揉百会、上星、太阳、印堂诸穴2～3分钟。再用双手拇指自印堂、攒竹沿眉弓分推至两太阳穴,反复操作5～7次。手法以轻快柔和为准。

(3)患者仰卧位,医师位于某一侧,先用一指禅推法施于背脊部,自大椎穴向下推至肾俞穴,上下往返治疗5～7遍。继之用掌平推法施于上背部及两侧膀胱经路线,左右及上下反复平推2～3分钟。再用拇指按揉心俞、肝俞、脾俞、肾俞诸穴，反复操作2～3分钟，均以有酸胀感为宜。

(4)患者坐位，医师用三指直推膻中穴，反复操作1～2分钟，继用拿揉法施于内关、神门、合谷、足三里、三阴交诸穴1～2分钟，拿肩井穴片刻，最后搓拍肩背部，治疗片刻，手法结束。

(五)随证加减

(1)风阳上扰者，加重扫散角孙，直推桥弓，点按缺盆，平推两胁肋部，以右侧为主，点期门、章门、太冲、行间、大敦诸穴。

(2)痰浊上蒙者，加平推脘腹部，以左侧为主，按揉中脘、建里、水道、梁门、丰隆、太白、公孙诸穴。

(3)气血亏虚者，加顺时针掌摩腹，掌擦气海穴，擦脾俞、胃俞穴，按揉血海、阴陵泉穴。

(4)肝肾阴虚者，加平推腰骶部和少腹部，掌振关元穴，按揉肾俞、志室、命门、太溪、水泉、阴谷诸穴。

(六)自我保健推拿

1.保健推拿取穴、手法及操作方法

(1)揉睛明。

(2)摩眼眶。

(3)揉印堂。

(4)按揉太阳。

(5)分推前额。

(6)上推听宫和翳风。

(7)按揉风池、天柱。

(8)搓擦颈项。

(9)按揉百会。

(10)拿揉内关、外关、合谷，按揉足三里、三阴交，拿揉肩井。

2.随证加减

(1)头晕眼花，动则加剧，心悸失眠，气短自汗，面色苍白者，加擦大椎，揉关元，按揉脾俞，揉擦肾俞。

(2)眩晕脑空，午后加重，耳鸣，失眠，腰酸遗精，五心烦热者，加按揉肾俞、志室，揉气海，擦涌泉。

(3)眩晕，耳鸣，头胀痛，面红口苦，急躁易怒，四肢麻木者，加揉按肾俞，擦腰骶，拿太溪，掐揉太冲，揉按涌泉。

(4)眩晕头重，胸闷欲吐，食少好困，四肢沉重者，加摩中脘，按揉丰隆、解溪。

第二节　血管神经性头痛

血管神经性头痛是因颅内、外血管神经调节障碍而引起的反复发作的阵发性头痛，属于脑血管机能性疾病。目前认为此种疾病与内分泌功能障碍、变态反应或组织胺过敏等因素有关。血管神经性头痛：偏头痛、丛集性头痛、血管舒张功能障碍性头痛等。

一、针灸治疗

(一)火针疗法

1.选穴

(1)主穴：阿是穴、风池、百会、率谷、头维、印堂、合谷、太冲等。

(2)配穴：四神聪、阳白、太阳、阳陵泉、足三里、三阴交等。

2.针法

细火针速刺，头面部浅点刺，四肢部深速刺，隔天 1 次，3～5 次 1 个疗程。

(二)艾炷灸疗法

取穴：阳白、风池、合谷、太冲。

隔蒜灸法，选取新鲜独头蒜，将其切成厚 0.3～0.4 cm 的蒜片，用细针于中间穿刺数孔，放置于患侧穴位，在其上置艾炷捏实，点燃后施灸，每穴灸 2 壮。以患者能忍受为度，保持局部不起疱，以免烫伤，每天 1 次，10 次为一个疗程。

(三)艾条灸疗法

取穴：率谷、阳白、风池。

悬灸各穴，每穴灸 15 分钟，以皮肤红润为度。每天 1 次，7 次为一个疗程。

(四)温针灸疗法

取穴：风池、外关、足三里。

患者取俯伏位，针刺各穴位后，取艾条约 1.5 cm，置针柄上施以温针灸。每天 1 次，7 次为一个疗程。

二、推拿治疗

(一)手法

一指禅推、拿、摩、推等法。

(二)取穴

印堂、鱼腰、太阳、丝竹空、率谷、风池、风府等穴。

(三)操作方法

(1)患者正坐位，医师立于患者正前侧或后面

(2)医师五指伸直，四指并拢且示指在上(与率谷穴平齐)，拇指分翘，指尖相对且放在印堂穴上，用一指禅推法，由印堂穴→天目穴→鱼腰穴→太阳穴→丝竹空穴→率谷穴→玉枕穴→风池穴→风府穴→眉冲穴→五处穴→青龙角穴(在百会穴两旁的高骨，相当于顶结节)，每穴30秒钟；然后在太阳、率谷穴处，施用振法各1分钟。

(3)医师将五指分别放置于患者头部的督脉、两侧膀胱经和胆经，由前向后用拿法6～10遍，接着以双手拇指推两侧桥弓穴1～2分钟；再以拇指偏峰及四指指腹，在头部两侧的头维、率谷、角孙、天冲等穴，用扫散法1～2分钟；最后，在患者头面部的印堂、睛明、迎香、承浆等穴，依次用分法3～5遍。

(4)医师将两手掌放在患者的头顶上，前起神庭、囟门穴，后至百会穴，左右齐青龙角穴，包括督脉、三阳经脉循行的经穴在内，做太极图样的摩法，以10～20圈为度。

(5)医师用右手的小鱼际，轻揉大椎穴3～5分钟，并拿肩井穴，结束治疗。隔天1次，2个月为1个疗程。

第三节　三叉神经痛

三叉神经痛是一种原因未明的面部三叉神经分布区域内反复发作的、短暂的、阵发剧痛。对其发病的真正病因及发生机制迄今仍无完善的肯定的结论。从临床的观点出发，把找不到确切病因的三叉神经痛称为“原发性三叉神经痛”，有确切病因的三叉神经痛称为“继发性三叉神经痛”。本病有原发性和继发性两

种，原发性三叉神经痛的病因尚不完全了解，一般认为三叉神经周围的致伤因素，使半月结和后根发生脱髓鞘变，轴突与无鞘纤维发生短路，从而激发神经元而产生疼痛。继发性三叉神经痛多由颅内疾病所致。

本病属中医“偏头风”“面痛”范畴。中医从疼痛部位、性质、诱发原因、全身症状和舌苔脉象等综合分析，认为本病的病因与外邪侵袭有关。若风邪侵袭手足三阳之络，闭阻经络，不通则痛，风为阳邪，善行数变，故疼痛乍发乍止。其次，多由情志郁结、肝胃郁热，肝火上犯以致面部疼痛，如烧如灼。面痛缠绵反复，则由阴虚火旺，虚火上炎而作痛。治疗上均采用对症治疗与辨证施治相结合的方法，或疏风通络，或泻火止痛，或滋阴熄风为辨证治疗原则。

一、针灸治疗

（一）针刺疗法

1.取穴

太阳、攒竹、四白、下关、承浆。

2.操作

第一支疼痛可取太阳、攒竹穴，针刺攒竹穴时针尖宜向外上方刺入，使针感放射至额部；第二支疼痛可取四白穴，针尖向外下方刺入，使针感放射至上唇部；第三支疼痛可取下关、承浆，承浆穴针尖宜向内下方刺入，使针感放射至下唇部。

3.随证加减

风寒者加风池、外关、丰隆、足三里；风热加商阳、关冲、少泽、曲池、陷谷、丰隆；肝郁化火加液门、行间、侠溪、曲泉；血瘀者加膈俞、肝俞、关元、三阴交、足三里。操作：留针30分钟，间歇运针。亦可用温针灸，把艾绒搓成小柱状，置在针柄处，点燃，注意不要让灰末掉在患者脸上，艾炷燃完后，注意要用镊子把针，必要时可加一到两壮，每天1次，7天为1个疗程，疗程间隔7天。

（二）艾灸法

1.取穴

阿是穴、攒竹、风池、翳风、合谷。

2.操作

将艾条一端点燃，在穴位上行雀啄灸，以温热舒适感为度（切忌出现灼痛感）。一般以穴位出现酸麻胀感2～3次为得气。每天1次，每次2～3穴。7天为1个疗程，疗程间隔7天。

(三)电针疗法

1.取穴

攒竹、风池、下关、合谷、四白、行间、太冲。

2.操作

每天或隔天1次,每次通电10～20分钟,通电量以患者感觉舒适为度。

(四)耳针疗法

1.取穴

面颊、额、上颌、下颌、神门、交感、肾上腺。

2.操作

每次选用3～4穴针刺或耳穴压豆。

(五)水针疗法

1.取穴

攒竹、四白、下关。

2.操作

用盐酸普鲁卡因(先做皮试)或维生素 B_1、维生素 B_{12},按发病部位注入上述患侧穴内,每穴0.5～1.0 mL,隔天1次。

(六)梅花针疗法

用梅花针沿三叉神经各支分布的区域轻轻叩击,力量以患者的耐受力为度,直至局部的皮肤潮红,出现细小的出血点,隔天1次。

二、推拿治疗

(一)治则

解痉止痛。

(二)手法

一指禅推法、按法、揉法、拿法、点法、扫散法等。

(三)取穴

太阳、四白、下关、风池、翳风、手三里、合谷、颈部胆经、角孙、阿是穴等。

(四)操作方法

(1)患者仰卧位,医师位于头侧方,先用一指禅推法施于太阳、四白、下关诸穴,反复操作2～3分钟,手法宜轻柔。在扳机点处宜用点按法,手法宜偏重,强刺激1分钟左右。继以按揉太阳、四白、下关、地仓、迎香诸穴，反复按揉治疗2～3分钟，均以有酸胀感为佳，以患侧为治疗重点部位。

(2)患者坐位，医师位于其前方，先用双手拇指推抹法于前额面部自印堂穴向上推至前发际，反复多次，再向两侧分推至太阳反复操作多次，再由太阳沿眉弓分推至印堂，如此路线反复操作3～5遍。接着以双手分别按揉太阳、印堂、迎香、地仓诸穴，反复2～3分钟，以酸胀感为度，以患侧治疗为主。用扫散法施于患侧头维胆经治疗1～2分钟。

(3)承上势，医师位于其背后，先用双手示指、中指与拇指做勾抹法施于头两侧，沿少阳胆经循头路线，自头维穴向后勾抹至枕后风池穴，反复操作3～5遍，以患侧为治疗重点部位。继以拿按风池，反复拿肩5～7次，拿揉手三里、合谷，反复操作1～2分钟。

(五)自我保健推拿

发作间歇期，可按揉太阳、四白、下关、风池、手三里、合谷诸穴10分钟左右，每天2～3次。

第四节　肋间神经痛

肋间神经痛又名肋间神经炎，是一组症状，指胸神经根(即肋间神经)由于不同原因的损害，如胸椎退变、胸椎结核、胸椎损伤、胸椎硬脊膜炎、肿瘤、强直性脊柱炎等疾病，或肋骨、纵隔、胸膜病变，肋间神经受到上述疾病产生的压迫、刺激，出现炎症反应，而出现以胸部肋间或腹部呈带状疼痛的综合征。肋间神经痛是指一个或几个肋间部位发生的经常性疼痛，并有发作性加剧。原发性肋间神经痛极少见，继发性者多与病毒感染、毒素刺激、机械损伤及异物压迫等有关。其疼痛性质多为刺痛或灼痛，并沿肋间神经分布。本病属中医学“胁痛”范畴。

一、针灸治疗

(一)体针疗法

取穴：期门、日月、太冲、支沟、阳陵泉、内关。

毫针刺用平针法，间歇行针，留针20～30分钟，可加用电针。每天1次。

5 次为 1 个疗程。

(二)耳针疗法

取穴:肝、胰胆、神门、胸、三焦、皮质下。

随证加减:肝胆湿热加耳尖、内分泌;瘀血内停加耳中;久病体虚加耳中。

每次选用 3～4 穴,毫针刺入 2～3 分,留针 30 分钟。

(三)皮肤针疗法

医师沿疼痛区域叩刺,以局部潮红微出血为度,每天或隔天 1 次。

(四)穴位注射疗法

医师用维生素 B_{12} 注射液 1～2 mL 和复方当归注射液 4 mL 混合注入相应节段的夹脊穴、背俞穴等,每穴 1～4 mL,每天或隔天 1 次。

刺络放血疗法

取穴:痛点。

以一次性注射针尖点刺出血后加拔火罐,2～3 天 1 次。

二、推拿治疗

(一)治则

疏通经气,行气止痛。

(二)手法

一指禅推法、按法、揉法、擦法、弹拨法、扳法、理筋法等。

(三)取穴

期门、梁门、支沟、阳陵泉、太冲、阿是穴、相应节段夹脊穴等。

(四)操作方法

(1)患者仰卧位,医师位于患侧,先用一指禅推法,沿患侧肋间隙往返操作治疗 5～7 分钟,继之用指揉法于期门、章门、梁门、阿是穴反复治疗 3～5 分钟,以治疗穴位有酸胀感为度。再用拇指弹拨法于阿是穴顺肋间隙平行方向反复弹拨治疗 1～2 分钟,手法先轻后重交替操作,动作要轻柔。然后用指摩法于患侧肋肋间由内侧向外侧反复推摩治疗 2～3 分钟。

(2)患者俯卧位,医师位于患侧,先用一指禅推法沿患侧肋间隙及膀胱经反复操作治疗 2～3 分钟,继用拇指按揉疼痛节段的夹脊穴,反复操作 3～5 分钟,然后用掌直擦膀胱经,自上而下往返操作数遍,再横擦患胁肋间隙沿肋缘由脊柱向外侧，反复擦数遍，均以皮肤发热入里为度。

(3)患者健侧卧位，医师位于身后，先用一指禅推法、摩法于胁肋部自腋下逐次向下推摩至章门穴处，上下往返操作5～7遍。继用双手拇指分推法沿肋间隙走行方向，自腋下中线向下逐次分推至章门穴处，反复操作5～7遍，再重按揉支沟穴、阳陵泉穴各5～7次，以酸胀为佳。

(4)伴有肋椎关节错位或胸椎间盘突出者，嘱患者坐位，施以胸椎对抗复位法，或胸椎旋转复位法治疗，以正复错位，解除神经刺激压迫。

(五)随证加减

(1)以胀痛为主，走窜不定，胸闷不舒，嗳气频作者，加按揉三焦俞，揉按期门，掐揉神门。

(2)胁肋刺痛，拒按，入夜更甚，痛处不移者，加揉局部痛点，揉按血海，拿按三阴交、悬钟诸穴。

(3)胁痛口苦，胸闷纳呆，恶心呕吐者，加按揉脾俞、三焦俞，拿按三阴交、悬钟，按揉丘墟诸穴。

(六)自我保健推拿

1.保健推拿取穴、手法及操作方法

擦大椎，揉拿肩井，揉膻中，擦上胸，摩中脘，揉擦章门，拿揉内关、外关，拿按合谷，按揉足三里，拿揉阴陵泉、阳陵泉。

2.随证加减

胁肋痛隐隐，口干咽燥，心中烦热，头昏目眩，视物模糊者，加揉睛明，摩眼眶，揉太阳，分推前额，上推面颊，按揉风池，揉擦肾俞，揉气海，拿按三阴交和悬钟。

第五节　坐骨神经痛

坐骨神经痛是指在坐骨神经通路及其分布区内的疼痛。其主要症状表现为腰部、臀部、大腿后侧、小腿后外侧及足背外侧疼痛，为多种疾病引起的一种症状。本病典型临床表现为沿坐骨神经放射的疼痛，即由腰骶部沿臀部向下肢后外侧放射，咳嗽、弯腰、用力时加重，脊柱侧弯，卧床时膝部屈曲，可缓解疼痛。

本病属于中医痹证、腰痛、伤筋范围。在古代文献中，本病还有“腰腿痛”“腰脚痛”“坐骨风”“腿股风”等名称。其致病之由，多为患者素体不足，腠理空疏，遭致风寒湿邪侵袭，留着于分肉之间，致使经脉瘀阻而起；或是腰骶部损伤，气滞血瘀。由于肝主筋，肾主骨，有因肝肾阴虚，液少津枯，失于濡养，致使筋骨拘急而起者，或因气血虚弱，筋肉不荣所致，此皆为内因所引起者。不论内因或外因，总以经脉瘀阻不通，或经脉干闭不荣，为其疼痛的基本病机。如病程日久，经络不通，气血不荣，必定肌肉萎缩无力。

一、针灸治疗

（一）急性期

临床上常根据疼痛放射的线路不同，先辨证归经，再选穴施治。疼痛沿大腿后面向下放射者，为足太阳经证，选足太阳经穴为主；疼痛沿大腿外侧向下放射者，为足少阳经证，选足少阳经穴为主。常用的方法有体针、电针、穴位注射、耳针、艾灸、拔罐等。

1.针刺疗法

（1）取穴：足太阳经证，选秩边、环跳、殷门、昆仑为主穴，承扶、委中、承山为配穴；足少阳经证，选环跳、风市、阳陵泉为主穴，阳辅、绝骨、丘墟、足临泣为配穴；根性坐骨神经痛酌情加用命门、肾俞、腰阳关、腰椎夹脊为主穴。

（2）操作：针用泻法，强刺、深刺并久留针30～60分钟，间歇行针3～5次，每天可治疗2次。

2.电针疗法

（1）取穴：同针刺组。

（2）操作：在体针基础上，接通电针机输出电源（负极接主穴，正极接配穴），选用快频率的连续波强刺30～40分钟，每天2次。

3.耳针疗法

（1）取穴：坐骨神经点、臀、神门。

（2）随证加减：根性坐骨神经痛可加用腰椎、骶椎。

（3）操作：以五分毫针浅刺耳穴，采用中强刺激，留针30分钟左右，间隔捻转行针3～5次（也可以加用电针），每天或隔天1次。

4.艾灸

（1）取穴：同针刺组。

（2）操作：在上述腧穴或有关压痛点上施行艾炷隔姜灸或艾条雀啄灸，也可以在针刺的基础上施行温针灸。每次每穴灸 5～10 分钟，每天 1～2 次。本法尤其适用于因感受风寒湿邪而致病者。

(二)缓解期

本期针灸治疗应继续进行。体针取穴同前，采用中强刺激，轻泻法，留针 20～30 分钟，每天 1 次。电针以快频率、连续波或疏密波刺激 20～30 分钟，每天 1 次。穴位注射治法同前，每天 1 次。耳针取穴同前，可分别采用针刺法、埋针法或药丸按压法。灸法以艾条温和灸、温针灸为主。

二、推拿治疗

(一)治则

疏经通络，化瘀止痛。

(二)手法

㨰法、一指禅推法、按法、揉法、弹拨法、摇法、擦法等。

(三)取穴

肾俞、秩边、环跳、殷门、委中、阳陵泉、承山、昆仑等。

(四)操作方法

(1)患者俯卧位，医师位于患侧，先用一指禅推法于患侧臀部沿足太阳膀胱经走行区从环跳穴向下推至大腿后、腘窝、小腿肚、足跟部，上下往返操作治疗 3～5 遍，以环跳、阿是穴、承扶、委中、承山、昆仑诸穴为重点治疗部位。继用㨰法于臀部顺膀胱经路线㨰至大腿后外侧、膝部、小腿后外侧至足跟部，上下反复操作治疗 3～5 遍，并配合髋关节外展、内收、后伸被动动作各 2～3 次，和膝关节屈曲、伸直被动活动 2～3 次，治疗重点以臀部、膝关节、小腿为主。继用拇指按揉肾俞、环跳、承扶、委中、承山、阳陵泉、昆仑诸穴，反复按揉治疗 3～5 分钟，要以酸胀感为度。再用拇指弹拨臀部环跳穴、阿是穴，与肌纤维垂直方向进行左右弹拨，反复操作多遍直至肌筋松软为度。最后掌擦臀部，反复擦至皮肤发热透入深层组织为度。

(2)患者仰卧位，医师位于患侧，先用㨰法于大腿前侧及小腿前外侧至足背部，上下往返操作 3～5 分钟。与此同时配合髋关节外展、内收被动活动 3～5 次。继之用摇法于髋关节做顺、逆时针方向摇动髋关节各 3～5 次，再作髋、膝关节屈曲、伸直被动活动 3～5 次。最后，用双手掌搓揉患腿上下，往返搓揉治疗 3～5 遍。

(五)随证加减

(1)腿痛因咳嗽、打喷嚏而加剧,弯腰受限者,加点揉大椎,按揉血海,拿揉三阴交、悬钟,掐揉太冲诸穴。

(2)患腿冷痛,上下窜痛,麻木,屈伸不利者,加按揉风府,按擦大椎,按揉足三里、丰隆、承山诸穴。

(3)腿痛时轻时重,头昏,耳鸣,精神不振,四肢不温者,加按揉命门、肾俞,揉关元、气海,拿三阴交、悬钟诸穴。

(六)自我保健推拿

(1)以掌指关节面按揉肾俞、大肠俞、秩边、环跳,刺激量亦大,有酸胀感为佳,再用拇指面按揉委中、承山、阳陵泉,拿昆仑。

(2)适当进行功能锻炼,如反复做患肢的外展、下蹲,仰卧抬腿,腰椎屈伸等活动。每次20～30次,每天1～2次。

第六节　周围性面神经炎

周围性面神经炎是指茎乳孔内的面神经发生急性非化脓性炎症,也称"贝耳瘫痪"。临床表现患侧鼻唇沟变浅、口角下垂,露齿时歪向健侧,鼓气或吹口哨时漏气,食物易滞留于病侧齿颊之间。少数患者初起有耳后、耳下及面部疼痛,病变在鼓索支与面神经膝处以上时,可有同侧味觉丧失。中医学称之为"面瘫""口眼歪斜""口僻"等,俗称"吊线风""歪嘴风"等。

中医学认为本病的发生是由于正气不足、邪气外袭所致。络脉空虚,则风寒、风热之邪乘虚侵袭面部筋脉,致使气血运行受阻,肌肉纵缓不收而成面瘫。

一、针灸治疗

(一)初期

1.毫针刺法

(1)取穴:患侧地仓(分别透刺颊车、迎香、人中、承浆穴)、颧髎(分别透刺地仓、大迎、颊车穴)、阳白(分别透刺攒竹、鱼腰、丝竹空穴)、风池、合谷(健侧)、曲池、手三里、内庭、丰隆、足三里、太冲等穴。

(2)操作方法:面部多用透刺法,留针20～30分钟。每天1次。

(3)随证加减:迎风流泪者,加刺承泣;味觉障碍者,加刺廉泉;听觉过敏者,加刺下关、耳门透听宫、听会透翳风。

2.皮肤针

(1)取穴:四白、地仓、颊车、阳白、牵正、太阳,双侧合谷、太冲

(2)操作方法:轻度叩刺上述穴位,以局部微红为度。每天1次。

3.耳针

(1)取穴:面颊、额、眼、口、肝、脾、神门、皮质下。

(2)操作方法:以短针浅刺,留针20～30分钟,每天1次;或以硬质菜籽、小绿豆、花椒籽、六神丸、王不留行籽等,施行耳穴按压法,每2～3天更换1次。

4.艾灸

(1)取穴:参考针刺选穴。

(2)操作方法:以艾条温和灸或艾炷隔姜灸眼区之外的面部腧穴。艾条灸每次每穴3～5分钟,穴距2～3 cm,以局部潮红为度。艾炷灸每次每穴2～3壮,生姜片应切成厚2～3 mm为宜,以针穿刺若干小孔,以便热力穿透。施灸过程中,不时用镊子将生姜片夹离皮肤顷刻,防止面部烫伤。灸法适用于感受风寒致病者。可先针后灸。

(二)中期

1.电针

在针刺治疗的基础上,接通电针机输出电源(负极接主穴,正极接配穴),以慢频率的疏密波或断续波刺激20～30分钟,每天1次。电流量以患者感到面部舒适为度,最好能出现患侧面肌节律性收缩。如果患者感到不适或不自主咬牙,提示针刺过深,刺中咬肌,应退针浅刺。

2.梅花针

(1)取穴:阳白、太阳、四白、地仓、颊车、合谷等。

(2)操作:用梅花针叩刺,以局部微红为度,每天或隔天1次,10次为1个疗程,此法适用于恢复期及后遗症期。

(三)后遗症期

1.单纯针刺

在初期体针选穴的基础上,面部加刺翳风、四白(要求刺入眶下孔);上肢加刺后溪穴;下肢加刺申脉、照海、阳陵泉。除患侧外,也可以配合取健侧腧穴。

2.电针

电针在体针的基础上，面部负极接四白穴，正极接翳风穴；上肢负极接后溪穴，正极接手三里或合谷穴；下肢负极接阳陵泉或申脉穴，正极接足三里或太冲穴。以快频率的连续波或疏密波刺激 30～40 分钟。每天 1～2 次。

3.耳针

耳针严格消毒之后，在耳背部近耳轮处毛细血管施行点刺出血术。每次出血 2～3 mL。每周 1～2 次。

二、推拿治疗

（一）治则

疏经通络。

（二）手法

一指禅推法、按法、揉法、拿法、抹法等。

（三）取穴

印堂、太阳、睛明、四白、地仓、迎香、下关、人中、肩井、风池、合谷、攒竹、鱼腰、丝竹空等。

（四）操作方法

（1）患者仰卧位，医师位于其一侧，先用一指禅推法于颜面部自印堂推向神庭至头维、太阳沿眉弓至迎香、地仓沿口一周至承浆、人中推回印堂，如此反复操作 3～5 遍。继之用拇指按揉法施于上述诸穴，反复操作 3～5 分钟，以太阳、四白、下关、人中、地仓、攒竹、丝竹空、瞳子髎诸穴为主，手法刺激量中等，要有酸胀感为佳。再用大鱼际揉颜面部诸穴，反复治疗 3～5 遍。以上治疗均以患侧面部为主。

（2）患者坐位，医师位于其背后，先用拇指与示指、中指拿揉风池穴 1 分钟许。继以向下拿捏颈后两侧至大椎穴，往返操作 3～5 遍，再用双手拇、示指、中指拿按两肩井穴、外关、合谷诸穴，反复治疗 2～3 分钟，均以酸胀为度。

（五）随证加减

（1）兼有头晕、耳鸣、流泪者，加按揉脾俞、肾俞，揉气海，按揉三阴交、太溪，点按太冲诸穴。

（2）进食咀嚼困难、口眼斜向一侧者，加按揉翳风、翳明、听会、胃俞，拿阴陵泉、阳陵泉，点按丘墟、内庭穴。

(六)自我保健推拿

(1)用示指螺纹面按揉患侧面部诸穴,每次 15～20 分钟,每天 2～3 次。

(2)当面神经功能有所恢复后,再练习面肌随意运动,如张嘴、闭嘴、鼓腮、抬眉等,每天 3 次。

第七节　面肌痉挛

面肌痉挛又称面肌抽搐,是一种临床常见的脑神经疾病,指一侧或双侧面部肌肉(眼轮匝肌、表情肌、口轮匝肌)反复发作的阵发性、不自主的抽搐,在情绪激动或紧张时加重,严重时可出现睁眼困难、口角㖞斜以及耳内抽动样杂音。面肌痉挛好发于中老年,但发病年龄有年轻化的趋势。面肌痉挛虽然大多位于一侧,但双侧面肌痉挛也并非罕见。面肌痉挛虽然进展缓慢,而且最终也不会对人的生命构成威胁,但是面部肌肉反复不自主抽动会引起患者心理和社交活动障碍,严重影响患者的生活质量,危害很大。

面肌痉挛属于中医学“风证”“筋肉瞤动”的范畴,中医病名谓之“面风”,其发生常与外邪侵袭、正气不足等因素有关。病位主要在面部经筋。基本病机是外邪阻滞,壅遏筋脉或虚风内动。

一、针灸治疗

(一)针灸拔罐

1.取穴

(1)主穴:地仓(或阿是穴)、后溪、四白、风池、阳白、颧髎。

(2)配穴:百会、四神聪、迎香、水沟、承浆、颊车、神阙。

(3)阿是穴位置:面肌抽动起点(下无特别注明者同)。

2.治法

主穴为主,酌加配穴。患者仰卧位,皮肤常规消毒后,采用(0.22～0.25)mm×(40.00～75.00)mm 毫针。面部用常规进针,针入皮肤后卧针,针尖指向止穴,慢慢推进。同时可用押手拇指或示指贴附皮肤上,感觉针尖和针身的位置、方向。面颊抽搐,从地仓或阿是穴向迎香穴方向直透至患侧内眼角,进针 2.5～3.0 寸;

地仓向颊车或颧髎方向透刺 2～3 寸。口角抽搐从地仓透水沟,从地仓透承浆。后溪向三间透刺 1.5～2.5 寸,宜透过 3/4 手掌部分。百会、四神聪平刺进针 15～20 mm,再徐徐捻转(100 转/分钟),行针 2～3 分钟。留针 1.5～2.0 小时,医师双手各持一根点燃艾条,在距透穴处 3～5 cm 进行温和灸,以局部有温热感而无灼痛为佳。或用卫生香 3 灸针尾。神阙用隔盐灸 3～5 壮。

去针后,取口径为 0.6～1.0 寸的小玻璃火罐(或瓶),用水和成之面团并搓成面条粘于罐口,再以投火法,将火罐吸拔于四白穴上,留罐 20～30 分钟。或取阿是穴采用闪罐法:穴位皮肤常规消毒后,用闪火法将小号玻璃罐吸附于阿是穴,立即起下,再拔再起,如此反复多次,直至皮肤潮红为度。也可应用刺络拔罐法:在患侧阳白、颧髎、四白、颊车中,酌选取 1～2 个穴位。于去针且将穴位消毒后,以三棱针快速点刺出血,然后用闪火法快速将消毒后之玻璃罐吸附于出血部位 2～3 分钟,取罐后用消毒棉球及纱布擦净创面,一般放血 1～2 mL。上述方法,隔天 1 次,10 次为 1 个疗程。

(二)体针(之一)

1.取穴

(1)主穴:阿是穴。

(2)配穴:四白、鱼腰、攒竹、迎香、颊车、牵正。

(3)阿是穴:为筋结点。

2.治法

主穴每次必取。操作方法如下。

(1)患者取端坐位,医师在面肌痉挛中心附近寻找“筋结点”。用毫针在肌肉痉挛中心点刺入,针尖向四周探查,当针下感觉有细小颗粒状硬结或头发丝状韧性索即是筋结点

(2)用毫针提插此筋结点,针下感觉微有“咯吱”的阻滞感,当针下松利,阻滞感消失时,则筋结点得到松解,此时出针不留针。一般筋结点往往有数个,呈细网状联结,不宜 1 次松解多个点。每 2 天治疗 1 次,每次松解 1 个筋结点为宜。

(3)用丛刺法。方法为取 30～32 号毫针(0.5～1.0 寸长)15～30 枚。浅刺入阿是穴中心点上下左右各 5 mm 处,采取密集排针,或散刺(其间隔为 0.5～1.0 cm宽),进针深度约为 0.2 寸,应使针尖的皮肤突起,形成一个小丘,并使针体悬吊而不下落。配穴则在痉挛面肌附近取 2～3 个穴,亦宜同法浅刺,或采用“吊针”刺法,即在同一穴位上,3 根毫针并在一起同时刺入穴位,针刺 1 分深,因其刺入皮肤内甚浅,针常呈下垂状,且随身动而摇动,故名“吊针”。留针 30～

50分钟，每天1次。本法针刺时，患者有轻微痛感，部分患者针刺部位有微微发热感，或皮肤充血发红，均属正常现象。配穴，上法每天或隔天1次，10次为1个疗程。

（三）体针（之二）

1.取穴

(1)主穴：外关、合谷、内关、风池。

(2)配穴：风寒稽留型取完骨、足三里；气血亏虚型取气海、关元、三阴交；肝肾阴虚型取百会、太冲、太溪。

2.治法

(1)主穴：据症情取1～3个，配穴则按证候选用。选(0.25～0.30)mm×(25.00～50.00)mm的毫针。主穴用行气法，方法：首先保持环境安静，温度维持在20～25 ℃，医患双方须保持心境宁静，患者宽衣松带。于患侧穴区迅速进针，约5分深，针尖略朝向面部方向斜刺，四周探寻至得气感后，轻微快速震颤，催气，使气至面部，并行运针，手法为小幅度慢提紧插之法，约1分钟，予以留针20分钟。每隔5～10分钟，运针1次，方法相同。

(2)配穴：完骨穴和风池穴均取患侧，以左手示指压其穴之下方，右手进针1.5～2.0寸，得气后催气至同侧眼周，再用力推纳之，同时引丹田之气至右手示指，意念贯注于风池穴1分钟。关元、气海用艾卷做雀啄灸15～20分钟，至局部明显潮红。余穴针刺，施平补平泻之法，以提插震颤术为主，运针1分钟。配穴凡针刺者，亦留针20分钟，每隔5～10分钟，运针1次。每天或隔天1次，10次为1个疗程，疗程间隔3～5天。

（四）穴位注射

1.取穴

(1)主穴：翳风、颊车、太阳、地仓、四白。

(2)配穴：瞳子髎、颧髎、合谷、阳陵泉、风池。Meige氏征加下关、颊车、大迎。

2.治法

(1)药液：混合注射液（苯巴比妥钠加1%盐酸普鲁卡因注射液）、磷酸铬盐（放射性胶体）、消旋山莨菪碱注射液、利多卡因加维生素B_{12}注射液(0.5 mg/1 mL)。

(2)每次选主穴1～2次，配穴1～2穴。上述药液任选一种。第1组药物，取苯巴比妥钠注射剂0.1 g加1%盐酸普鲁卡因1 mL混合后做穴位注射。

第 2 组药液，采用头皮针头注射，针头插入穴位后，可上下缓缓提插，但不捻转，待患者得气后，将药液缓缓注入，每穴注入 0.1～0.2 mL 无菌胶体磷酸铬盐溶液。第 3 组药液用 6 号注射针头，每次吸取消旋山莨菪碱注射液 2.0 mL（10 mg），令患者取坐位或卧位，注射穴位常规皮肤消毒，在所选穴位上斜刺入 0.5 寸，每穴注射消旋山莨菪碱注射液

0.25 mL(1.25mg)。第 4 组穴，主要用于翳风穴，抽取利多卡因 3～4 mL 与维生素 B_{12} 注射液 1 mL(0.5 mg)混合，局部常规消毒后，将注射针头垂直刺入穴位 2.5～3.0 cm，至得气并回抽无血后缓慢注入药液。治疗后观察 20 分钟，患者无不良反应方可离去。

第 1 组、第 4 组药液隔天 1 次，10 次为 1 个疗程；第 2 组、第 3 组药液每周 1 次，连续 2 次为 1 个疗程，隔 15 天后再进行另 1 个疗程。

（五）神经干刺激法

1.取穴

(1)主穴：阿是穴。

(2)配穴：合谷，眼轮匝肌痉挛加鱼腰、四白，面肌痉挛加迎香、夹承浆。

(3)阿是穴位置：患侧耳垂前耳轮切迹与耳垂根连线之中点，或乳突尖前缘下 5 mm 处。其下为面神经交叉点最近处，约在下颌支后缘后 0.5 cm。

2.治法

每次仅取主穴和合谷穴，余穴据症酌选。先在阿是穴消毒并以 2%普鲁卡因局部麻醉，取 28 号 2.5～4.0 cm 长的毫针(1.0～1.5 寸)2 根，分别刺入阿是穴和合谷。阿是穴要求刺中面神经干。当刺中时，患者有强烈的触电感或耳深部疼痛，医师手中有韧性感。此时，将阿是穴和合谷穴接通电针仪，开始时电流不宜过大，频率不限，以示指、拇指出现规律性抽动为宜。当采用提插手法或电针刺激使面神经损伤后，表情肌可出现松弛（面瘫），其余配穴应使针下有酸胀或麻电感。每次针 20～30 分钟，每隔 5～7 天针刺 1 次。一般针 2～3 次。如损伤浅表血管，针后可能出现肿胀，数日消退。针后如出现眩晕、呕吐等并发症，休息 1～2 小时即恢复。

（六）穴位埋针

1.取穴

(1)主穴：阿是穴。

(2)配穴：顶颞前斜线、顶颞后斜线下 2/5。

2.治法

可单取主穴治疗,疗效不显时,加用配穴。主穴用埋针法。先将患侧面部做常规消毒,然后用皮肤针轻轻叩打该侧面部,自上至下,自左至右,反复仔细弹刺。当叩打至某部位,出现针尖一触,立发痉挛现象时,即在该处埋揿针 1 支。3 天后取掉所埋揿针,继用前法,寻得阿是穴后再埋针。配穴用电针法。选面肌痉挛对侧顶颞前斜线、顶颞后斜线下 2/5 面部对应区。进针时向前斜刺入帽状腱膜,用拇、示指捻转至酸胀感,得气后接电针治疗仪,采用疏密波,电流强度以患者能耐受为度,每次 30 分钟。3 天 1 次,10 次为 1 个疗程,疗程间隔 7 天。

(七)火针

1.取穴

(1)主穴:阿是穴,太阳、攒竹、颧髎、地仓、翳风、下关。

(2)配穴:①翳明、风池;②太冲、照海。

2.治法

每次取主穴 3~4 个,宜轮流取用。均取患侧穴。严格消毒,仰卧于床,确定穴位后,用蓝色水彩笔标记,然后用 0.30 mm×40.00 mm 毫针或用细火针,左手轻抚穴区周围,右手执针放在乙醇灯上烧至红白,迅速对准标记处刺入约 5 mm,针入即出,不留针,其中,阿是穴点刺 2~3 下。操作过程中要求"稳、准、快"。

配穴,每次取一组。翳明、风池均取患侧。用电针法,常规消毒,垂直进针,针尖略向下,刺向对侧口唇处,进针深度 1.0~1.5 寸,行捻转法,得气后接电针治疗仪,正极在上,负极在下,采用疏波,电流强度从 0 慢慢加大至项部肌肉明显跳动而患者又能够耐受为度。太冲、照海,取双侧,用常规针法。均留针 30 分钟。隔天 1 次,10 次为一个疗程,两个疗程间停针 5 天。

二、推拿治疗

(一)治则

益气活血,祛风止痛。

(二)手法

一指禅推法、按法、揉法、点法、拿法等。

(三)取穴

人中、睛明、瞳子髎、地仓、颊车、风池、合谷、太冲等。

(四)操作方法

(1)患者仰卧位,双目微闭,医师位于一侧,先用一拇指端点揉人中1.5分钟,继用一指禅推法于面部反复操作治疗2～3分钟。以患侧为主,健侧为辅助治疗,手法要轻巧柔和,不宜重刺激。然后指揉睛明、鱼腰、攒竹、瞳子髎、四白诸穴,反复按揉2～3分钟。在眼眶周围由内向外往返分抹5～7次,再点揉人中、地仓、承浆、颊车、耳门、下关、翳风诸穴2～3分钟,均以酸胀感为度。以患侧为重点治疗。最后,用双手拇指分抹前额、鼻旁面颊、口周围,往返操作治疗3～5遍。

(2)患者坐位,医师位于其背后,先用拇、示指拿揉风池穴,反复操作2～3分钟。然后在颈项两侧上下往返拿捏3～5遍,拿揉肩井穴5～7次,再重拿合谷,按揉阳陵泉,点揉太冲各穴1分钟。

(五)随证加减

(1)怒则痉挛加剧,面红口苦者,加按揉肾俞,擦腰骶、涌泉,按揉太溪,点按太冲。

(2)头昏,耳鸣,五心烦热者,加按揉肾俞、志室、三阴交,揉气海。

(3)神疲懒言、心悸气短、面色苍白者,加按揉脾俞、肾俞,摩中脘,按揉足三里、三阴交。

(六)自我保健推拿

(1)按揉瞳子髎、四白、迎香、下关、地仓,提拿风池5分钟左右。

(2)掐揉人中、承浆,拿合谷、内关、外关2～3分钟。每天2～3次。

第八节　神经衰弱

神经衰弱属于心理疾病的一种,是一类精神容易兴奋和脑力容易疲乏、常有情绪烦恼和心理生理症状的神经症性障碍。患者可伴随紧张、冲突、挫折和猜疑,神经衰弱的特征常表现为易兴奋和易疲劳,并且多数患者会出现严重的睡眠障碍和记忆力减退症状。

神经衰弱在中医学中属百合病、不寐、郁证等范畴。

一、针灸治疗

(一)治则

补益肝肾,养心宁神。

(二)主穴

内关、神门、印堂、安眠、足三里、太溪。

(三)配穴

头晕:加百会、四神聪、风池。
耳鸣:加翳风、听宫、行间。
失眠:加三阴交。
胃纳不佳:加脾俞、胃俞。
腰膝酸软:加肾俞、阳陵泉。
遗精阳痿:加灸关元、命门。
心悸:加心俞。

(四)治法

隔天 1 次,留针 20 分钟,10 次为 1 个疗程。

(五)其他疗法

1.耳针
选穴:皮质下、交感、心、肾、脾、内分泌、神门。
2.水针
(1)选穴:安眠、心俞、巨阙、中脘、足三里、肝俞、脾俞、肾俞。
(2)方法:药液可选 10%葡萄糖注射液、维生素 B_1 与维生素 B_{12} 混合液等。每穴 1~2 mL,隔天 1 次,10 次为 1 个疗程。
3.穴位埋线
选穴:①肾俞透三焦俞;②安眠、大椎、足三里。
4.电针
选穴:①太阳(双),向阳白至头维穴移动;②风池(双)。

二、推拿治疗

(一)治则

通阳安神。

（二）手法

点、按、捏等为主。

（三）取穴

安眠穴、四神聪和督脉经穴为主。

（四）操作方法

1.心脾血亏型

治宜调补心脾、宁神养血，加用中脘补法、神阙补法、心俞补法、气海补法、脾俞补法、胃俞补法、足三里补法，并加摩、揉、推、按等手法。

2.阴虚火旺型

治宜平肝潜阳、滋阴安神，加用关元补法、太冲泻法、涌泉泻法、三阴交补法，并加按、摩、揉等手法。

3.肾阳虚损型

治宜温补肾阳，加用关元补法、神阙补法、阳关补法、肾俞补法、志室补法、三阴交补法、太溪补法，并加按、揉、擦等手法。

4.对症治疗

头痛头晕者，加印堂泻法、太阳泻法、风池泻法，手法加按法；胸闷心悸者，加上星泻法、太冲泻法、委中泻法、阳陵泉泻法，手法加按法；梦多易惊者，加郄门补法、大陵补法、膻中补法，手法加按法；烦躁潮热者，加劳宫泻法、鱼际泻法、涌泉泻法、太溪补法、行间泻法，手法加按、揉法。

第九节　脑血管意外后遗症

脑血管意外后遗症是指脑血管意外经救治之后所遗留的轻重不等的半身不遂、言语不利、口眼歪斜、神志障碍等症状。中医学称之为“偏枯”“半身不遂”。

脑血管意外恢复期因气血失调，血脉不畅而后遗经络型证。中风，中脏腑者，经积极抢救治疗，往往可使患者脱离危险，神志渐趋清醒，但因肝肾亏虚，气血不足未复，风、火、痰、瘀之邪留滞经络，气血运行不畅，而仍留有半身不遂，口歪或不语等后遗症。

一、针灸治疗

(一)实证

1.治法

养阴平肝,通络活血。用平补平泻法。

2.主穴

太溪、太冲、肝俞、曲池。

(二)虚证

1.治法

行气活血,养阴通络。用平补法,针灸并施。

2.主穴

三阴交、足三里、肾俞、关元。

3.配穴

痰浊配丰隆、脾俞;气滞刺膻中、内关;血瘀取膈俞;头眩晕刺风池、百会;上肢瘫刺大杼、肩髃、合谷、外关;下肢瘫取环跳、阳陵泉、足三里、委中、解溪;语言不利配廉泉、天突。

二、推拿治疗

(一)手法

㨰、推、按、拿、揉、搓、摇等法。

(二)取穴

1.头部

顶颞前斜线(前顶至悬厘)、顶颞后斜线(百会至曲鬓)等。

2.上肢

曲池、合谷、阳池等穴。背部:天宗、肝俞、肾俞、脾俞、胆俞等穴。

3.下肢

环跳、阳陵泉、委中、承山、风市、解溪、昆仑等穴。

(三)操作方法

(1)背部操作:让患者取俯卧位,医师站立于治疗床的一侧,在患者背部脊柱的两侧施行㨰、推法,重点在天宗、肝俞、胆俞、脾俞、肾俞等穴,自上而下往返3～5遍。

(2)下肢部操作:让患者取俯卧位,医师站立于一侧,在患者的臀部、大腿后侧及小腿后侧,用㨰法进行手法治疗,以腰椎两侧、环跳、委中、承山及跟腱为重点治疗部位,同时配合腰部后伸和患肢后伸的被动运动,时间约10分钟;再嘱患者取仰卧位,医师用㨰法在患侧下肢部,自髂前上棘沿大腿前面向下至踝关节及足背部进行治疗,重点在伏兔、膝眼、解溪诸穴,同时配合髋、膝、踝关节的被动运动;然后,用拿法及按揉法,在患者大腿内侧、外侧、中部及膝关节周围进行重点治疗,接着用搓法施术于下肢,时间约10分钟。

(3)上肢部操作:患者取坐位,医师用㨰法施术于患侧上肢内侧、前侧、肩胛周围及颈项两侧,在进行手法治疗的同时,配合肩、肘、腕关节诸方向被动活动;然后,用拿法自肩部至腕往返3～5遍,并捻揉各指间关节,做拔伸及屈伸运动,时间约10分钟。

(4)头面颈项部操作。患者取坐位,用扫散法在顶颞前斜线、顶颞后斜线等头穴进行施术,每侧5分钟;再在颈项部用按揉法,按风府,拿风池、肩井穴;伴有面瘫者,可取印堂、睛明、阳白、四白、地仓、颊车、下关、合谷等穴,施行推法、揉法、按法等,以患侧面部为主,健侧做辅助治疗,操作时注意手法要柔和,防止额面皮肤破损;若伴有假性延髓性麻痹症状时,可按揉廉泉,拿揉风池;最后拿风池、合谷结束治疗。每次治疗50～60分钟,每10次为1个疗程,共观察3个疗程。

第六章

妇科病证的针灸、推拿治疗

第一节 痛 经

痛经是指妇女在经期前后或行经期间出现周期性小腹疼痛、坠胀，伴痛引腰骶，程度较重，甚则剧痛昏厥，严重影响工作及生活质量。痛经是妇科最常见的疾病，分原发性和继发性。原发性痛经又称功能性痛经，生殖系统无器质性病变；继发性痛经多继发于生殖器官的一些器质性病变，如子宫腺肌病、子宫内膜异位症、盆腔炎、盆腔粘连、盆腔淤血、盆腔肿瘤等。原发性痛经以青少年女性为多，较易治愈。继发性痛经，常见于育龄妇女，病程较长，缠绵难愈。其中以子宫内膜异位症尤为多见，临床表现疼痛剧烈，可放射至大腿内侧，并可伴有恶心、呕吐、腹泻、头晕、全身乏力等症状。

中医认为痛经之病机主要是“不通则痛”或“不荣则痛”。主要是由于经期或经期前后，因情志所伤、起居不慎或六淫为害，导致冲任失调，气血不畅，胞宫气血流通受阻，故引起痛经。痛经的发生，其病位在冲任、胞宫，变化在气血。临床分型有虚实之别，虚证多为气血虚弱；实证多为气滞血瘀、寒湿凝滞、湿热下注。

一、针灸治疗

(一)毫针

取穴以任脉、足阳明胃经、足太阴脾经经穴为主。

1.实证

(1)主穴：中极、次髎、三阴交。

(2)配穴：气滞血瘀加血海、太冲；寒湿凝滞加归来、地机；肝郁湿热加支沟、阳陵泉。

(3)方法：毫针刺用泻法，常规直刺。寒湿凝滞者可加灸法。

2.虚证

(1)主穴：气海、足三里、三阴交。

(2)配穴：气血虚弱者加脾俞、胃俞；肝肾不足者加肝俞、肾俞。

(3)方法：毫针刺用补法。除背俞穴斜刺外，余穴常规直刺。可加用灸法。

(二)耳针

该法选内生殖器、交感、皮质下、内分泌、神门、肝、肾、腹。每次选 2～4 穴，在所选的穴位处寻找敏感点，快速捻转数分钟，每天或隔天 1 次，每次留针 20～30 分钟。也可用埋针法或埋丸法。

(三)皮内针

该法选气海、阿是穴、地机、三阴交。消毒穴位后，取揿钉型或麦粒型皮内针，外用胶布固定。埋入 2 天后，再取出。

(四)皮肤针

该法选下腹部任脉、肾经、胃经、脾经、腰骶部督脉、膀胱经、夹脊穴。消毒后，腹部从肚脐向下叩刺到耻骨联合，腰骶部从腰椎到骶椎，先上后下，先中央后两旁，以部位出现潮红为度，每次叩刺 10～15 分钟，以痛止、腹部舒适为度。

(五)天灸

该法取中极、关元、次髎、关元俞、足三里、三阴交、地机、肝俞、肾俞、脾俞。每次选穴 2～3 穴，用天灸散调制成糊状，敷于穴位处，每次 1 小时，患者皮肤不耐受时取下，每隔 10 天 1 次，连续 3 个月经周期。

(六)灸法

该法选气海、关元、肾俞、次髎、三阴交等穴，局部行温和灸或者悬灸；或使用温针灸，取一段长约 2 cm 的艾条，从下端点燃后套在针柄之上施灸，穴位可按上述处方。

二、推拿治疗

(一)治则

调补肝肾，温通血脉，祛瘀止痛。气血瘀滞型治以理气活血，逐瘀止痛；寒湿凝滞型治以温经化瘀，散寒利湿；气血亏虚型治以益气养血。

(二)手法

一指禅推法、摩法、揉法、擦法、滚法等。

(三)取穴

取穴以任脉、督脉、足厥阴经、足阳明经腧穴为主,取气海、关元、三阴交、血海、肝俞、八髎等穴。

(四)操作方法

(1)患者仰卧位,医师位于其右侧,先施一指禅推法于脘腹部,沿任脉自膻中穴推至中极穴,上下往返操作1～3分钟,其治疗重点为气海、关元。继之用掌摩法施于小腹部,按顺时针方向摩腹治疗1～3分钟,再用点揉法施于血海、三阴交穴,反复治疗1～2分钟。

(2)患者俯卧位,医师位于其背一侧,先用一指禅推法施于背脊部膀胱经第1条侧线,上下往返操作3～5遍,继之用拇指按揉肝俞、脾俞诸穴,重点治疗1～3分钟。然后用掌擦法施于背脊两侧膀胱经与督脉,自大椎、大杼向下擦至八髎穴,上下往返操作直至热透入里为度,其治疗重点为腰骶部及八髎穴部位。最后用掌拍法施于背腰,上下反复拍打3～5遍,结束手法治疗。

(五)随证加减

(1)气滞血瘀者,加揉按期门、章门,掐揉太冲诸穴。

(2)寒湿凝滞者,加拿风池,按揉曲池、丰隆诸穴。

(3)气血不足者,加摩中脘、下脘,按揉足三里、血海、三阴交诸穴。

(六)自我保健推拿

1.推拿取穴、手法及操作方法

(1)按揉脾俞。

(2)揉擦肾俞。

(3)按擦腰骶。

(4)摩揉关元。

(5)擦小腹。

(6)拿按合谷。

(7)按揉足三里。

(8)按揉三阴交。

(9)掌揉少腹。

2.随症取穴

(1)经前期,小腹胀痛,拒按,经量少而不畅,色紫,有血块,伴有胸胁胀痛者,加按揉三焦俞,擦章门,拿揉血海,掐揉太冲。

(2)经前期,小腹痛或冷痛,经量少紫黯,手足不温者,加擦大椎,摩中脘,揉擦章门,摩揉神阙。

(3)经后期,小腹绵绵作痛,喜按,经色淡,量少质清,神疲,面色苍白者,加擦大椎,摩中脘,揉按血海。

(4)行经后,小腹作痛,头昏耳鸣,眼花目涩,腰膝酸软者,加揉擦志室、章门、大赫,揉按太溪。

第二节 月经失调

月经失调是以月经的周期及经量、经色、经质的异常为主症的月经病。临床上有月经先期、月经后期、月经先后无定期等情况。月经失调是一种常见的妇科常见病,表现为月经周期或出血量的异常,或是月经前、经期时的腹痛及全身症状,病因可能是器质性病变或是功能失常。许多全身性疾病如血液病、高血压、肝病、内分泌病、流产、宫外孕、葡萄胎、生殖道感染、肿瘤(如卵巢肿瘤、子宫肌瘤)等均可引起月经失调。古代文献中分别称为"经早""经迟""经乱"。

一、针灸治疗

(一)实证

1.治法

调理冲任。取任脉、足太阴、阳明经穴为主。

2.主穴

中极、归来、子宫、合谷、三阴交。

3.配穴

实热证,加曲池;实寒证,加神阙、关元;肝气郁结,加期门、太冲。

4.操作

以上诸穴1.5寸毫针直刺1.0寸,捻转得气使针下有沉紧感,用泻法。腹部用特定电磁波灯照射30分钟。寒证可加灸。

(二)虚证

1.治法

调补气血,温养冲任。取任脉、足太阴、阳明经穴为主。

2.主穴

气海、关元、中极、归来、子宫、足三里、三阴交。

3.配穴

气虚证,加脾俞;虚寒证,加命门、腰阳关;肾虚,加肾俞、太溪。

4.操作

以上诸穴 1.5 寸毫针直刺 1.0 寸,补法。腹部用特定电磁波灯照射 30 分钟,可灸。

二、推拿治疗

(一)治则

经行先期治以清热凉血,调理冲脉;经行后期治以祛湿温经,散寒调经;经行先后不定期治以补肾调经。

(二)手法

摩法、按法、揉法、振法、擦法等。

(三)取穴

取穴以任脉、督脉、足厥阴经、足太阴经、足阳明经、足太阳经腧穴为主,取关元、气海、脾俞、肝俞、三阴交、血海、归来等穴。

(四)操作方法

(1)患者仰卧位,医师位于其一侧,先施以掌摩法于脘腹部中脘穴,沿顺时针方向操作,反复治疗 3～5 分钟。继之用掌揉法施于脘腹部,反复操作 3～5 分钟,然后用中指按摩气海、关元、中极诸穴,反复治疗,再以掌振法施于腹部气海、中极,持续治疗 3～5 分钟,以有温热感为佳。

(2)患者俯卧位,医师位于其一侧,先用一指禅推法施于背脊部两侧膀胱经路线,自上而下往返操作 3～5 分钟。继之用拇指按揉法施于背部脾俞、胃俞、肝俞、肾俞诸穴,反复操作治疗 3～5 分钟,再用双手拇指分推背脊部,自大椎开始逐次依序分推至腰骶部八髎穴,反复操作治疗 3～5 遍。最后,掌拍背部,上下反复拍打 3～5 遍,结束手法。

(3)承(1)势,医师用拇指按揉法施于两腿足三里、三阴交、血海诸穴,反复揉按治疗 2～3 分钟,均以有酸胀感为度。

(五)随证加减

(1)经行先期者,加揉按大冲、太溪 2～3 分钟。

(2)经行后期者，加擦两侧八髎1～3分钟，以透热为度。

(3)经行先后不定期者，加用指掌直推法施于督脉及两侧膀胱经，由上而下反复操作治疗2～3分钟，以透热为度。再用斜擦法施于腰骶部八髎穴及少腹两侧，以有温热感为宜。

(六)自我保健推拿

1.推拿取穴、手法及操作方法

(1)摩中脘。

(2)揉气海、关元。

(3)擦小腹。

(4)按揉足三里、三阴交。

(5)按揉脾俞。

(6)揉擦肾俞。

(7)搓擦腰骶部。

(8)摩揉小腹部。

2.随证加减

(1)烦热，口干渴，喜冷饮者，加点揉太冲，按揉太溪。

(2)经色黯淡，胃寒喜热者，加擦推大椎，擦八髎，平推小腹部。

(3)经色紫或淡，体虚面黄者，加按揉脾俞，揉按肾俞，擦腰骶，按揉足三里。

第三节　围绝经期综合征

围绝经期指围绕绝经的一段时期，包括从接近绝经出现与绝经有关的内分泌、生物学和临床特征起，至最后一次月经后一年，即绝经过渡期至最后一次月经后一年。围绝经期综合征指妇女绝经前后由于雌激素水平波动或下降所致的以自主神经系统功能紊乱合并神经心理症状为主的综合征，多发生于45～55岁。

围绝经期综合征属于中医“绝经前后诸证”的范畴。其病因、病机为“女子七七”，肾气渐衰，冲任亏虚，精血不足，肝的藏血和疏泄功能失调，脏腑失于濡养；或天癸将竭，阴阳失衡所致。

一、针灸治疗

(一)体针

1.治则

补肾、调冲任,病证结合,针灸并用。

2.取穴

取穴以任脉、足太阴脾经、足太阳膀胱经经穴为主。

3.主穴

气海、肝俞、肾俞、神门、三阴交、太溪。

4.配穴

肝肾阴虚加阴谷、照海;肾阳不足加关元、命门;阴阳两虚加然谷、关元。

5.刺灸法

主穴用毫针补法,配穴按照虚补实泻法针刺。除背俞穴斜刺外,余穴常规直刺。肾阳虚、阴阳两虚者可加灸法。

(二)艾灸

取背俞穴、三阴交(双)、关元、气海穴等,将点燃的艾条与施灸部位相隔 2～3 cm 距离,以温热而无灼痛为度,每次 15 分钟,隔天 1 次,1 个月为 1 个疗程。

(三)电针

取穴背俞穴、三阴交等,每次选用 2 组穴位交替,采用疏密波,每次 20 分钟,隔天 1 次。

(四)腹针

取引气归元、建里、滑肉门、外陵、气穴、气旁,毫针针刺,适用于临床各证型。

(五)耳针

取肝、脾、肾、内分泌、内生殖器、皮质下、神门、交感等耳穴,每次 3～4 穴,两耳交替,用揿针埋针法或药丸贴压法,适用于巩固治疗。

二、推拿治疗

(一)治则

滋补肝肾,健脾益气。

(二)手法

按法、揉法、摩法、拿法、一指禅法、擦法、推法、搓法、抖法等。

(三)取穴

心俞、肝俞、胃俞、肾俞、脾俞、八髎、肓俞、中脘、气海、关元、子宫、足三里、三阴交、太冲、涌泉穴等。

(四)操作方法

(1)患者仰卧位,医师位于其一侧,先用掌摩法施于脘腹部,做顺时针方向摩腹治疗,反复操作3～5分钟。继之按揉神阙、中脘、肓俞、气海、关元、子宫诸穴,反复治疗2～3分钟,以治疗部位有温热感为度。然后用一指禅推法沿任脉自天突至中极,反复治疗3～5分钟。

(2)患者俯卧位,医师位于其一侧,先施㨰法于脊柱,沿两侧膀胱经,自大杼至八髎穴,上下反复操作5～7遍;继之用双手拇指分别按揉心俞、肝俞、胃俞、肾俞、脾俞、八髎穴,反复治疗3～5分钟;然后用掌擦腰骶部命门、肾俞及八髎穴,反复擦,直至局部皮肤发热透入深层为度;最后,掌拍腰骶部,反复拍打3～5遍。

(3)患者坐位,医师位于其前面侧方,先用一指禅推法于前额印堂穴向上推至前发际,两侧太阳穴再沿眉弓回到印堂,反复操作3～5遍。继之用双手拇指于前额自印堂两侧分抹,反复操作3～5遍。再用拇指按揉印堂、太阳、头维、前庭、百会、角孙、迎香、听会、耳门诸穴,反复操作2～3分钟。然后拿按肩井,搓揉大椎,按揉风池、内关、手三里、合谷、神门诸穴,反复操作2～3分钟。均以有酸胀感为度。最后,以搓抖上肢结束治疗。

(五)随证加减

(1)月经量多,经期延长者,加横擦八髎,以透热为度;按揉志室、照海1～2分钟;擦涌泉穴,以透热为度;按揉三阴交1分钟。

(2)烦躁不安者,加按揉太冲、肝俞、风池1～2分钟。

(3)头目晕眩者,加按揉攒竹、印堂、头维、百会、神门1～2分钟。

(六)自我保健推拿

1.推拿取穴、手法及操作方法

(1)揉印堂。

(2)揉按太阳。

(3)分推前额。

(4)揉按风池。

(5)拿揉合谷。

(6)按揉脾俞。

(7)揉擦肾俞。

(8)重擦腰骶。

(9)揉关元。

(10)揉擦章门。

(11)揉按足三里。

(12)掐揉太冲。

2.随证加减

(1)月经周期不定,经量少,色鲜红,口干,烦躁,头昏,耳鸣,心悸,失眠,易怒,多汗,面部潮红者,加掐揉神门,按揉血海,揉按太溪、三阴交。

(2)月经周期延长,经血量多,色淡,白带量多,色白,质稀,头昏目眩,神疲乏力,面目及下肢水肿,大便溏者,加擦大椎,揉擦命门,摩中脘,擦小腹。

第四节　盆　腔　炎

盆腔炎指女性上生殖道及其周围组织的炎症,主要包括子宫内膜炎、输卵管炎、输卵管卵巢脓肿、盆腔腹膜炎等,最常见的是输卵管炎、输卵管卵巢炎。以小腹或少腹疼痛拒按或坠胀,引及腰骶,或伴发热、白带增多等为主要表现。按其发病过程、临床表现可分为急性盆腔炎与慢性盆腔炎两种。

盆腔炎属于中医学“带下”“痛经”“癥瘕”“不孕”等的范畴。中医认为该病多因先天禀赋不足、平时养护不慎、阴户不洁或劳倦过度、外邪入侵所致。

一、针灸治疗

(一)穴位注射

1.取穴

(1)主穴:阿是穴、维胞、中极、归来、子宫、关元。

(2)配穴:足三里、三阴交。

(3)阿是穴位置:耻骨联合上 3 横指,腹正中线旁开 3 横指。

2.治法

(1)药液:生理盐水 10 mL 加利多卡因 3 mL 加克林霉素磷酸酯 300 mg 加地塞米松 3 mg 加糜蛋白酶 5 mg(5 mg/1 mL)、胎盘组织液、当归注射液、维生

素 B_1 注射液 100 mg(100 mg/2 mL)加 5 mL 生理盐水、黄芪注射液。

(2)主穴中可选阿是穴加配穴 1 个,或选主穴 2 个加配穴 1 个。阿是穴用第一种药液,患者排空膀胱,取仰卧位,自经期第一日开始,每次取一侧,双侧交替注射,连续 5 天。其余穴位,可任选其他药物,每次任取一种药液注射,亦可用不同药液在不同穴位注射。每次每穴注入 0.5～1.0 mL 药液。穴位可轮用。注射时,进针不可过深,以得气为度,缓缓推入药液。每天或隔天 1 次,6～10 次为 1 个疗程。

(二)穴位激光照射

1.取穴

(1)主穴:子宫。

(2)配穴:分 3 组。①关元、中极、气海、肾俞、血海、足三里、关元俞、三阴交;②八髎;③子宫、内分泌、盆腔、卵巢(均为耳穴)。

2.治法

主穴每次必取,如为附件炎、输卵管不通等症,加取第 1 组配穴,每次照射共 4 穴;如为盆腔内肿块,加第 2 组配穴。效不显时,酌加第 3 组。

用氦-氖激光治疗仪,波长 632.8 nm。主穴加第 1 组配穴,每次取 3～4 个穴,可轮流取用,输出功率为 3～5 mW,主穴照射 10 分钟,配穴每穴照 5 分钟;主穴加第 2 组配穴,输出功率为 25 mW,每次共照射 20 分钟。耳穴用导光纤维直接接触皮肤,输出功率为 7 mW,光斑直径 4 mm,面积为 12.56 mm^2。每次选 5 个穴点,每穴照射 5 分钟。共照射 25 分钟,均为每天 1 次,15 次为 1 个疗程。

(三)艾灸

1.取穴

(1)主穴:关元、气海、中极、归来。

(2)配穴:大肠俞、次髎、三阴交。

2.治法

该法以主穴为主,效不显时加配穴。每次取 2～3 穴。操作可用传统隔姜灸、艾条灸或艾盒灸法,亦可用经穴灸疗仪灸照。

(1)隔姜灸法:取纯艾做成直径 1.5 cm、高 1.8 cm 的艾炷,置于 0. 4cm 厚之鲜姜片上点燃,每穴灸 3 壮,每壮需 6～7 分钟。

(2)艾条灸法:用悬灸法,施以雀啄灸法,平均每个穴位灸 5 分钟左右。以局部潮红为主。

(3)热敏灸法:在所选穴位,分别按以下步骤依次进行回旋、雀啄、往返、温和灸4步法施灸操作。先行回旋灸3分钟温通局部气血,继以雀啄灸2分钟加强敏化,循经往返灸3分钟激发经气,再施以温和灸发动感传、开通经络。只要出现以下1种以上(含1种)灸感反应就表明该腧穴已发生热敏化,如透热,扩热,传热,局部不热远部热,表面不热深部热,施灸部位或远离施灸部位产生酸、胀、麻、痛等非热感。施灸最佳剂量以每穴完成灸感4相过程为标准,灸至感传完全消失为止。

(4)艾盒灸法:艾条1支,切成数段后,置于自制灸盒(长18 cm、宽14 cm、高10 cm、距盒底面6 cm处镶铁丝网)内,置于腹部穴位上施灸。

(5)灸照法:用经穴灸疗仪,灸头固定在穴位上,穴上置0.2 cm厚之鲜姜片,每次灸照20分钟,温度以患者感到舒适为度。上述均为每天1次,10次为1个疗程,疗程间隔3～5天。需2～3个疗程。

(四)体针

1.取穴

(1)主穴:关元、水道、足三里、三阴交、归来、蠡沟。

(2)配穴:湿热型加中极、阴陵泉;瘀血型加血海、地机、府舍;虚寒型取气海、肾俞。

2.治法

每次选主穴2～3个穴,据症型酌加配穴。取0.35 mm×50.00 mm毫针,关元穴针感要求达到阴道,水道、归来宜往附件部放散;手法要求提插轻匀,并结合小幅度捻转,重在激发得气,以停针时,患者感到腹内有一阵阵如发病时的腹痛感为佳。湿热型和瘀血型均用泻法,虚寒型用补法,其余穴得气后,做平补平泻手法。均留针20～30分钟,腹部穴留针时对虚寒型及瘀血型者可加用温针或艾条悬灸:取艾条2根依序对关元穴进行回旋灸2分钟,继以雀啄灸2分钟,再循经往返灸2分钟,再施以温和灸至患者自觉热感向深部透至腹腔,再灸至腹腔热感消失。针刺时,不宜直接刺炎症部位和包块区。月经期暂不用温针。每天或隔天1次,10次为1个疗程。疗程间隔3～5天。并认为在月经后5～7天治疗本病疗效较好。

(五)温针

1.取穴

(1)主穴:关元、归来、带脉、胞门、足三里。

(2)配穴：气海、三阴交、子宫、肾俞。

2.治法

主穴为主，配穴酌加。先让患者排空小便，针刺腹部及下肢穴位时取仰卧位，针刺腰背部穴位取俯卧位。选定穴位，常规皮肤消毒，针具选用 0.35 mm×(50.00～75.00)mm 的一次性不锈钢针，用中等刺激，得气后施补法 1～2 分钟。在针柄套上 2.5 cm 长的艾条段，艾段距皮肤 2.5～4.0 cm，点燃艾条施灸，以患者感到皮下组织发热，舒适为度。每穴灸 2～3 壮或温灸 30～40 分钟，待艾段燃尽冷却后全部起针。为防烫伤，可在穴区放一纸垫。每天或隔天 1 次，10 次为 1 个疗程，疗程间隔 3 天，经期停止治疗。一般要 3 个疗程。治疗期间忌食辛辣刺激之品。

(六)火针

1.取穴

(1)主穴：关元、中极、水道、归来、三阴交、次髎。

(2)配穴：寒湿加肾俞、阴陵泉，湿热加阴陵泉、蠡沟，肝郁加肝俞、太冲，脾虚加脾俞、足三里。

2.治法

主穴为主，用火针治疗。配穴据症而加，用毫针刺法。火针操作：先让患者取仰卧位，局部常规消毒后，选择中粗火针，将针烧红至白亮迅速刺入选定部位，只点刺不留针，腹部穴位刺 3～5 分，三阴交刺 2～3 分。然后再令患者俯卧位，局部消毒后，火针点刺次髎，深度 2～3 分。针毕均用消毒干棉球按揉穴位。隔天 1 次，7 次为 1 个疗程，间隔 3 天进行下 1 个疗程，一般须 3 个疗程。

二、推拿治疗

(一)治则

活血化瘀，消炎止痛。肝郁湿热者宜清热利湿、疏肝解郁，血虚寒湿者宜温经散寒、益气活血，气滞血瘀者宜理气活血、软坚散结，癥瘕包块者宜舒筋解痉、消癥散结。

(二)手法

一指禅推法、滚法、揉法、按法、摩法、拿法、拨法等。

(三)取穴

取穴以任脉、督脉、足太阴经、足少阴经腧穴为主，取中脘、关元、天枢、子宫、足三里、三阴交、三焦俞、血海、肾俞、膀胱俞、阳陵泉等穴。

(四)操作方法

(1)患者仰卧位,医师位于其一侧,先用掌摩法施于脘腹部做顺时针方向摩腹治疗,反复操作3～5分钟。继之用一指禅推法于脘腹部从中脘沿任脉推至中极,往返操作3～5分钟,治疗重点在中脘、气海、关元、中极诸穴。然后用手掌鱼际揉天枢、关元、子宫、大赫诸穴3～5分钟。再用指颤法施于关元穴,持续治疗1～2分钟,以温热胞宫为宜。最后,拿揉足三里、三阴交、血海、阳陵泉、太冲、太溪、阴谷诸穴,反复操作2～3分钟,以酸胀感为度。

(2)患者俯卧位,医师位于其一侧,先用㨰法施于腰骶部,沿督脉、膀胱经走行上下往返操作5～7遍。继之用双手拇指分别按揉两侧肾俞、命门、志室、关元俞、八髎、长强诸穴,往返治疗2～3分钟。然后用掌揉腰骶部肾俞、命门、八髎诸穴,反复操作,直至热透入里为佳。以掌拍腰骶部3～5遍结束治疗。

(五)随证加减

(1)湿热者,加按揉太冲、章门、三焦俞、膀胱俞、足三里诸穴2～3分钟。拿曲池、外关、合谷诸穴1～2分钟。

(2)寒湿者,加推、揉肾俞、八髎、命门1～3分钟。拿阴谷、太溪1～3分钟。

(六)自我保健推拿

1.推拿取穴、手法及操作方法

(1)按揉脾俞。

(2)揉擦肾俞。

(3)重擦腰骶。

(4)摩揉关元。

(5)揉擦章门。

(6)斜擦小腹。

(7)掌揉少腹。

(8)拿揉合谷。

(9)按揉曲池、足三里、三阴交。

2.随证加减

(1)下腹部或两侧持续隐痛,有坠胀或刺激感,白带多,色黄如脓者,加按揉三焦俞、血海,拿揉内关、外关、阴陵泉、阳陵泉,点按太冲。

(2)头昏,肢冷,神疲,乏力,食少,便溏,带多,色白,连绵不休,腰骶酸痛,小便频数者，加擦大椎，按揉命门，摩揉中脘、关元。

(3)小腹一侧或两侧隐痛，喜按喜暖，头昏目眩，面色萎黄，腰酸痛，尿清长者，加摩中脘，揉气海，按揉太冲、太溪。

第五节　乳　腺　炎

急性乳腺炎是因细菌侵入乳腺和乳管组织而引起的乳房感染。常见于产后哺乳期，多见于初产妇。多由哺乳时被婴儿咬破奶头，细菌趁机侵入，兼以排乳不畅，形成乳汁蓄积，以致细菌得以繁殖而引起。如果发展成为脓肿，则称为乳痈。中医学认为，本病多因热毒蕴结，或肝气郁结，气滞血凝，以致乳络不通，乳汁凝滞，湿热结毒而成。

现代医学认为，本病主要因于排乳不畅，乳汁积聚，以致局部乳腺组织的细菌性感染。致病菌主要为金黄色葡萄球菌。最初由于郁积的乳汁对组织的刺激作用，可引起乳腺的单纯性炎症，细菌侵入则形成严重的乳房蜂窝织炎，以致最后形成乳房脓肿。

一、针灸治疗

(一)体针刺法

1.取穴

足三里、肩井、膻中、乳根。

2.随证加减

肝气郁结，加太冲；胃热蕴结，加温溜；毒盛酿脓，加丰隆、行间、内庭。

每次选用5～7穴，各穴施以中等或较强刺激，留针20～30分钟。可间歇行针，一般每天1次，5～10次为1个疗程。

(二)耳针疗法

取穴：神门、皮质下、肝、胃、胸。

每次取上穴2～3个，毫针刺，中强刺激，留针30分钟至1小时，留针中每隔10分钟捻针1次。

(三)艾灸疗法

取穴：阿是穴、肩井、乳根。

以艾条温和灸以上穴位，每次 20 分钟左右，每天 1～2 次。本方法适用于急性乳腺炎尚未成脓者。

（四）刺络放血疗法

取穴：患侧背部第七颈椎到十二胸椎之间的皮肤阳性反应点。

以三棱针或一次性采血针点刺以上穴位。数量由 1～5 个点不等。也可在刺血后加拔火罐。

二、推拿治疗

（一）手法

拿、按、揉等法。

（二）取穴

肩井、膻中、足三里、阿是穴（患侧乳房）等。

（三）操作方法

患者取坐位，首先针刺患侧内关穴，皮肤常规消毒后，将 2 寸毫针快速刺入皮下 1.0～1.5 寸，用平补平泻手法，使局部产生酸、麻、胀、重的感觉，并使针感向上臂内侧及胸部传导，持续行针 1～2 分钟后出针。出针后医师以中等手法，用力拿肩井穴 2～3 次，再以拇指面按揉膻中、足三里穴各 2～3 分钟；然后用左手托住患侧乳房，在乳房部胀、肿、痛处涂上润滑剂，用拇指由乳房远端轻轻向乳头处疏理，有乳头内陷者用拇、示指、中指轻揪乳头数次，使内陷乳头凸出。施术前可先行热敷，使皮肤变软，弹力增加，乳头乳络扩张，以便将淤积的乳汁排出，并让婴儿及时吮吸乳汁。从产后 2～3 天开始治疗，每天 1 次，一般治疗 3～5 次即可，对早期乳腺炎患者可加治 3～5 次。

第六节 乳腺增生

乳腺增生是指一组乳房既非炎症，亦非肿瘤的，而以小叶增生和囊性变为病理改变的疾病，好发于 30～45 岁中青年妇女。根据其病理特点可分为单纯性乳腺增生症、腺型小叶增生症和囊性乳腺增生症 3 种类型。本病的发病率近年来逐渐增高，是妇女最常见的乳房疾病，约占育龄妇女的 9%，占乳房疾病的

70%～78%。

本病临床上出现一侧或双侧乳房胀痛、刺痛或刀割样痛，乳房内结节多呈片状或条索状，质韧不坚，推之可移。本病临床可分为4级，第四级囊性增生期有恶变可能，癌变率占2%～3%，应行病理活检，并予手术切除。

一、针灸治疗

（一）体针（之一）

1.取穴

（1）主穴：阿是穴。①屋翳、膻中、期门、合谷；②天宗、肩井、肝俞、乳根。

（2）配穴：肝郁气滞加太冲，冲任失调去合谷加太溪、肾俞，气血双虚型去合谷加足三里、脾俞，胸闷胁胀加膻中，月经失调加三阴交，带下异常加带脉。

（3）阿是穴：乳房肿块。

2.治法

阿是穴，每次必取，每次加主穴1组，2组交替轮用；据症酌加配穴。操作方法如下。阿是穴，用围刺法。常规消毒穴区，取(0.25～0.30)mm×(25.00～40.00)mm的毫针5根，先在肿块中央刺1针，与皮肤垂直，以刺到中心为宜。其余4根针用围刺法与皮肤呈45°角向病灶中心斜刺。围刺顺序：将肿块视作圆形，分为12个点。第1次刺3、6、9、12四点，第2次刺2、5、8、11四点，第3次刺1、4、7、10四点，第4～6次与第1～3次相同。每次针刺时应稍避开上次针孔，针孔排列成圆形。针刺得气后，行平补平泻手法，留针。余穴针法为屋翳穴针刺呈25°角，向外刺入1.5寸，膻中穴向下平刺1.5寸，常规消毒穴区，取(0.25～0.30)mm×(25.00～40.00)mm的毫针5根，先在肿块中央刺1针，与皮肤垂直，以刺到中心为宜。其余4根针用围刺法与皮肤呈45°角向病灶中心斜刺。围刺顺序为将肿块视作圆形，分为12个点。肩井穴针尖向前平刺1寸，天宗穴针尖呈25°角向外下方刺入1.5寸，肾俞向脊柱方向斜刺1.0～1.5寸，均以得气为度。再行捻转补法或平补平泻法，频率为120转/分钟，幅度为180°。其他穴位按腧穴一般操作法。获得针感后，用提插结合小捻转手法，用泻法及平补平泻法。留针20～30分钟，留针期间用同一手法行针2次。每天或隔天1次，10～14次为1个疗程。疗程间隔3～5天。经期一般停针。

（二）体针（之二）

1.取穴

（1）主穴：膻中、屋翳、乳根、少泽、足三里、肩井、天宗。

(2)配穴:肝火上炎者配双侧行间、阳陵泉;肝肾阴虚者配双侧肝俞、肾俞、太溪;气血双亏者配气海和双侧脾俞、肾俞;冲任不固者配关元和双侧三阴交、合谷。

2.治法

主穴为主,据症加用配穴。患者仰卧位,针刺穴位常规消毒。针具为0.25 mm×40.00 mm毫针,长度根据穴位而定。取膻中穴向脐方向平刺1.0寸,以有麻胀感为度;取患侧乳根穴向乳头方向斜刺1.0～1.2寸,以乳房有胀痛感为度;取屋翳穴向乳头方向斜刺1.0～1.2寸,以乳房有酸胀感为度。以上三穴针刺后均用太乙艾条雀啄灸10分钟。取少泽穴浅刺0.1寸,肩井穴从后向前平刺1.2寸,天宗穴向外下方平刺1.2寸。以上3穴均采用平补平泻法。配穴操作:针刺深度以常规为宜。行间、阳陵泉用泻法,肝俞、肾俞用平补平泻法,太溪用补法,关元、三阴交温针灸15～20分钟,合谷用平补平泻法,气海用温针灸15～20分钟,脾俞、肾俞用平补平泻法。每天1次,10天为1个疗程,疗程间休息5天,治疗2个疗程观察疗效,月经期停止针灸。

(三)耳针

1.取穴

(1)主穴:乳腺、内分泌、肝、肾。

(2)配穴:神门、交感、皮质下、子宫。

(3)乳腺穴位置:对耳轮部,与屏上切迹同一水平处(即胸穴)下方。

2.治法

主穴皆取,配穴酌加。病变在单侧者,针一侧耳,两耳交替;病变在双侧者,两耳均取。耳穴探得敏感点后,即速刺入,待有胀痛等得气感后留针。留针时间2～3小时。亦可用耳穴贴压法:先将耳郭用75%的乙醇棉球消毒,用探棒在所选穴位区域找敏感点,用

0.5 cm×0.5 cm的胶布,将王不留行籽贴于敏感点上,嘱患者每天自行按压3～4次,每次4～5分钟,至耳郭有胀痛发热的感觉为佳。每次一侧耳,两耳交替。针刺每天1次,10次为1个疗程,疗程间隔3～5天;耳压于月经前15天开始治疗,每隔3～5天换贴1次,连续3个月经周期为1个疗程。一般要1～4个疗程。

在治疗期间可配合服用下方:柴胡、青皮、海藻、白芍各15 g,香附、夏枯草各20 g,淫羊藿、山慈菇、当归各10 g,甘草、鹿角霜各5 g,水煎分早晚两次服,每天1剂。1个月为1个疗程,经期停药,连用3个疗程。平时要保持心情舒畅,避免

精神刺激及过度劳累。

(四)电针

1.取穴

(1)主穴：分 2 组。①膻中、屋翳、乳根、气户、关元、期门、天枢；②肩井、天宗、肺俞、膈俞、肝俞、脾俞、支沟。

(2)配穴：太冲、太溪、足三里、气海、三阴交。

2.治法

主穴为主，二组穴位交替选用；酌加配穴。针第一组穴，令患者仰卧，腘窝部垫毛毯，双肘放松置于床面，双手置于腹股沟部，使身体放松；针第二组穴时患者俯卧，上胸部及脚踝处各垫一毛毯使全身放松。针刺时，选取 0.30 mm×(25.00～40.00)mm 的针灸针，胸部穴位顺着经脉循行方向平刺 2.0～2.5 cm；腹部穴直刺达肌层有胀感后可稍退出。其中，屋翳穴针体呈 15°角向外平刺 1.5 寸或刺向乳房，膻中穴向下平刺 1 寸或向患侧乳房平刺，肩井穴从后向前平刺 1.5 寸，天宗穴向外下方平刺 1.5 寸，乳根向上平刺入乳房。其他穴位均按常规刺法进行。针刺得气后接通电针仪，电极分别连接于胸腹部的屋翳、乳根(或气户、天枢)，背部的肩井、天宗。注意一组电极不可跨接在左右两侧穴位上，选连续波，频率 60 次/秒，或用疏密波。电量以患者耐受为度，每次通电 20～30 分钟。每天 1 次，24 次为 1 个疗程，疗程结束 2 周后开始第 2 个疗程。

(五)穴位埋植

1.取穴

(1)主穴：①膻中、气海、气户、足三里、天宗、肺俞；②期门、阳陵泉、肩井、肝俞；③天枢、关元、丰隆、膈俞、脾俞；④合谷、太冲；⑤支沟、三阴交。

(2)配穴：肝俞、膻中、阳陵泉、三阴交、足三里、丰隆。

2.治法

(1)器械：将 2/0、4/0 号胶原蛋白铬制医用羊肠线按无菌操作方法剪成 1～2 cm线段，分别浸泡在 75%乙醇中，1 天后可用；将直径 0.45 mm、0.35 mm 的针灸针剪去针尖作为针芯，分别穿入 9 号、7 号一次性注射针头的尾部做成简易埋线针。亦可用市售注线针具。

(2)操作：一般仅用主穴，如效不佳，改用配穴。主穴注线，前 3 次每周 1 次，后 3 次隔周 1 次，依次取前 3 组穴，后 3 次间隔周即第 5、7 周时分别取④、⑤两组穴位。配穴，每次均取。

安尔碘常规消毒穴位，按穴位深浅及患者胖瘦选取不同长度肠线，前3组穴注入2/0肠线，后2组穴注入4/0肠线。用无菌眼科镊(1人1镊)将肠线装入埋线针前端。注线时要绷紧皮肤，快速刺入肌层行提插捻转，得气后用针芯将羊肠线推入穴位中。其中，胸部穴位顺着经脉循行方向平刺2.0～2.5 cm后将肠线注入皮下，腹部穴位直刺达肌层注入肠线，背部穴位天宗直刺、肩井由后向前平刺、背俞穴针尖斜向脊柱方向刺入2.0～2.5 cm后注入肠线，四肢穴位直刺1.2 cm有酸胀重等针感后注入肠线，肠线不得露出皮肤，出针后用消毒干棉球压盖针孔，并用蝶形胶布固定，6小时后可去除干棉球淋浴，不影响日常生活。

主穴1个疗程共8次，配穴一月治疗1次。3次为1个疗程。疗程结束2周后开始第2个疗程。月经来潮时停止治疗，月经干净1天后按原定选穴次序继续治疗。

(六)穴位敷贴

1.取穴

(1)主穴：膻中、乳根、期门、阿是穴。

(2)配穴：屋翳、天池、膏肓、膈俞、风门、肝俞。

(3)阿是穴位置：病灶区。

2.治法

(1)敷药制备如下。①乳增宁贴膏：主要成分为九香虫、白附子、延胡索、橘核、皂角刺、香附等13味中药的药渣，置于多功能提取罐内，水提、醇沉后，将药物均匀涂于胶布上晾干，制成3 cm×3 cm贴膏，每片贴膏含生药5 g。②贴膏方：姜黄50 g，急性子50 g，天葵子50 g，乳香50 g，朱砂莲50 g，透骨草50 g，金果榄50 g，威灵仙50 g，大蜈蚣20条。研细末备用。用蜂蜜调和药末呈泥状，放在小方块形胶布中央，贴敷穴位。

(2)操作：上述二方任取其一。一般只贴敷主穴，效不显时加用或改用配穴，穴位宜交替轮用。可直接贴敷于穴区，每天1次，每次贴敷24小时，进行换贴。也可在严格消毒穴区后，先用中粗火针烧至针尖红白后，在阿是穴(肿块)四周向肿块中央斜刺，然后在肿块中央直刺，每次点刺4～5针，4天1次。敷贴以1个月为1个疗程，治疗3个疗程。

(七)艾灸

1.取穴

(1)主穴：①乳中(患侧)、足三里；②膻中、屋翳、乳根、阿是穴。

(2)配穴:太冲、气海、太溪。

2.治法

主穴为主,效不显时加配穴。第一组主穴和配穴用艾条灸,每次灸20～40分钟。肝郁气滞者,以患者感局部舒适为宜,灸时可略短;冲任不调者,火力要足,灸时要长,灸后患者感胸内发热及下肢有热困感为佳。主穴第二组,用隔姜灸法,每穴灸3炷。每天1次,10次为1个疗程。停灸3天,继续下1个疗程。

(八)挑治

1.取穴

(1)主穴:肩井。

(2)配穴:至阳。

2.治法

取患侧肩井穴,双侧病变取双侧。常规消毒后,先以0.5%利多卡因注射液局部浸润麻醉,在皮下注射形成直径约1 cm的皮丘,然后用手术刀片纵向切开一长2～3 mm、深2～3 mm的切口,以消过毒的三棱针探入穴内,挑出白色的皮下纤维,用手术刀片一一划断,挑尽为止。创口出血,不必止血,任其自凝。若血色紫黑或流出黄白色液体,可于穴上加罐拔吸,至恶血流尽为止。术后不必缝合,以消毒纱布敷盖创口即可。近1/3患者至阳穴附近会出现红色反应点,可依上法同样处理。嘱患者3天内创口局部勿近水,少吃刺激性强的食物。每隔10天治疗1次,3次为1个疗程,一般须2个疗程以上。

(九)圆利针

1.取穴

(1)主穴:灵台透至阳、天宗、乳根。

(2)配穴:三阴交。

2.治法

主穴均取,配穴酌加。天宗和乳根取患侧,如双侧患病取双侧。令患者取俯卧位,局部皮肤常规消毒后,取0.8 mm×40.0 mm圆利针,从灵台穴进针,沿皮下透刺至阳,并做扇形摆动,继刺天宗穴,深至肩胛骨骨面,再采用“合谷刺”法,向不同方向进行鸡爪式透刺。刺乳根穴时,令患者转取仰卧位,左手上托患乳,右手持针,快速垂直进针至皮下浅筋膜层,一般进针3.0 mm左右,继可将针体与皮肤呈15°～30°角推进入皮下至针身约2/3后,针尖朝向增生部位,做90°～180°左右扇形摆动2～3个回合,以医师手感空松、患者无酸麻胀痛等感觉为宜;

三阴交直刺 20 mm,以得气为度。以上诸穴均不留针,7 天 1 次,3 次为 1 个疗程,月经期间停止治疗。

二、推拿治疗

(一)治则

疏肝理气,调畅气机。肝气郁结治以疏肝理气,散结;气滞血瘀治以行气活血,散结;肝肾不足治以滋补肝肾,调摄冲脉。

(二)手法

按法、揉法、擦法、振法、拿法等。

(三)取穴

膈俞、肝俞、肾俞、膻中、三阴交、曲池、合谷等。

(四)操作方法

(1)患者仰卧位,医师位于其一侧,先用示指、中指及无名指并拢,从天突下沿胸骨向下至剑突,上下往返按揉治疗 3～5 分钟,继之按揉中府、云门、膻中、乳房、乳根诸穴,反复操作 2～3 分钟。然后用掌揉法施于乳房周围,反复操作 2～3 分钟,再用掌振法施于乳房及其周围,持续治疗 3～5 分钟。

(2)患者俯卧位,医师位于一侧,先用按法施于脊背部沿两侧膀胱经路线,从上而下反复操作 3～5 遍。然后用双手拇指分别按揉两侧厥阴俞、膈俞、肝俞诸穴,反复按揉 2～3 分钟,均以有酸胀为度。

(3)患者坐位,医师位于一侧,先用掌平推法施于前胸部,沿肋间隙由内向外平推,先一侧,后另一侧,反复平推各 1～2 分钟。继之医师转至背后用双手掌擦法分别于两侧胁肋由后向前斜擦,上下往返操作 3～5 遍,并用示指、中指两指点揉期门、章门穴片刻,以酸胀感为度。再拿按曲池、合谷、内关、三阴交、阴陵泉诸穴,点揉太冲,反复治疗 2～3 分钟,均以酸胀感为佳。

(五)随证加减

1.肝气郁结者

加按揉膻中,搓擦两胁。

2.气滞血瘀者

加重揉膈俞、血海、阴陵泉 1～3 分钟。

3.肝肾不足者

加捏脊 3～5 遍。用大鱼际擦两侧膀胱经上下往返操作 1～3 分钟,以透热入里为度。

(六)自我保健推拿

取坐位或站位,用掌摩两乳房周围5～10分钟,用食、中及无名指并拢沿胸骨自上而下做揉法,反复治疗10～20次。用示指、中指按揉中府、膻中穴1～3分钟。拿腋后缘5～10次。用示指、中指与拇指拿按曲池、内关穴各1～3分钟。继用四指并拢,以指掌面沿肋间隙横擦两侧胸胁部由内向外,自上而下,往返操作20～30次。用拇指按揉小腿内侧及后侧反复操作15～20次。用大鱼际擦腰部两侧,上下往返治疗3～5分钟,以透热入里为宜。用拇指、示指及中指按揉阳陵泉、太冲、三阴交诸穴3～5分钟。

第七节 子宫脱垂

子宫脱垂是指因支撑子宫的组织受损伤或薄弱,致使子宫从正常位置沿阴道下降,子宫颈外口坐骨棘水平以下甚至子宫全部脱出阴道口外的一种生殖伴邻近器官变位的综合征。根据其脱垂的程度分为3度。尚可出现腰背酸痛,且可累及膀胱、直肠,而产生尿频、不易尿净或大便不顺等症。子宫脱垂多与分娩时产伤等有关,现代西医学对此尚乏理想的治疗方法。

子宫脱垂在中医学中称为“阴挺”“阴茄”“阴疝”等。

目前,针灸治疗本病,主要对象是Ⅰ度和Ⅱ度脱垂的患者,可以作为主要的保守治疗之法。应该注意的是,子宫脱垂并发感染者,应先控制感染,然后进行针刺。而对有严重腹水、门静脉高压,下腹部患恶性肿瘤者则不宜针刺。

一、针灸治疗

(一)芒针

1.取穴

(1)主穴:维道、维胞、维宫、环上。

(2)配穴:关元、曲骨、阴陵泉、三阴交、百会。

(3)维宫穴位置:维道下2寸。

(4)环上穴位置:自尾骶骨至大转子连线上2寸为环中穴,其外上5分即是穴。

2.治法

主穴每次选 1 个，配穴酌取 2～3 个。维道、维宫、维胞之操作如下：用 0.35 mm×150.00 mm 的芒针，令患者取仰卧位，双腿屈起，快速进针，针尖沿腹股沟向耻骨联合方向透刺，深度在肌层与脂肪层之间。双侧同时进针，至得气后，进行捻转，捻转幅度和频率均由小到大，由慢渐快，强度则以患者可耐受为度，一直运针至会阴部有抽动感，自觉子宫体徐徐上升。环上穴操作法：嘱患者取侧卧位，下腿伸直，上腿屈曲，上身稍向前倾，用 0.35 mm×175.00 mm 的芒针，针尖朝子宫体方向直刺 4～6 寸，用雀啄式点刺手法进行提插，使产生触电式针感，向前阴或少腹部放射，直运针至脱出子宫有上提之感。在针刺本穴时不做捻转，每次只针一侧。上述穴位，针前均应排净尿，针时手法不宜过重，以免引起疼痛或不适。均不留针，每天 1 次，穴位可交替轮换。余穴，百会穴平刺，针后加艾条熏灸 15～20 分钟；关元、曲骨直刺，使针感向会阴部放射；三阴交、阴陵泉针尖略朝向心方向直刺，使针感向上传导。均用平补平泻手法，留针 30 分钟。亦为每天 1 次。芒针法 10 次为 1 个疗程，疗程间隔 5～7 天。

(二)体针

1.取穴

(1)主穴：百会、气海、子宫、关元、大赫、三阴交、维道、曲骨、横骨。

(2)配穴：足三里、肾俞、太溪、脾俞。

2.治法

主穴每次选 4 个，轮替使用，百会穴每次均取。配穴酌取 2 个。子宫、维道、气海向耻骨联合方向呈 45°角斜刺，关元、大赫、曲骨、横骨均直刺。腹部诸穴深度为 1.5～2.0 寸，得气后，以捻转补泻为主，当患者觉阴道或子宫有上提感时，即嘱其收小腹，深吸气，医师随即把运针之大拇指向前一推，以增强针感，促使子宫上提。下肢穴微向上刺，背部穴宜向脊椎方向刺，施以补法。百会穴用艾条做雀啄法熏灸 15～20 分钟。本法留针要求 2～3 小时(背部穴不留针)；病情轻，病程短者，留针 1～2 小时，每天或隔天 1 次。久留针者，一般治疗 1～2 次，如疗效不满意，可续治。

(三)电针

1.取穴

(1)主穴：①子宫、横骨；②维道、曲骨。

(2)配穴：足三里、三阴交、照海、大赫、气海。

2.治法

主穴每次取1组，单取或交替轮用；配穴加用2～3穴。患者仰卧位，双腿屈起。第一组穴，进针时针尖向耻骨联合方向呈45°角斜刺，在针刺深度上应使患者感到子宫有向上收的感觉，强度上以患者能耐受为准。得气后通以电针仪，用慢波或疏密波。电针强度以患者能耐受为度。维道穴用0.35 mm×150.00 mm之芒针，快速进针，针尖沿腹股沟向耻骨联合方向透刺，深度在肌层与脂肪层之间，得气后进行捻转，直运针至会阴部有抽动感，自觉子宫徐徐上升。曲骨穴直刺，捻转使针感向会阴部放射。然后接上电针，取疏密波，强度以患者能忍受为度。配穴直刺，得气后留针。一般而言，腹部穴刺激宜重，四肢穴刺激宜轻。电针时间为20分钟。气海可在取针后以艾条温和灸15分钟，以局部出现潮红为度。针灸每天1次，10次为1个疗程。疗程间隔5～7天，第二疗程起，可改为隔天1次。

(四)穴位注射

1.取穴

(1)主穴：①维胞、子宫；②长强。

(2)配穴：足三里、三阴交、曲骨、中极、次髎。

2.治法

(1)药液：黄芪注射液、三七注射液、参附注射液。

(2)第一组主穴和配穴每次各选一对，在上述前二种药液中任选一种。交替注射(腹部穴只选一个)。先注射主穴，后注射配穴。针刺维胞和子宫时，垂直刺于皮下之后，再倾斜注射器，沿腹股沟方向刺入2～3 cm，以获得针感为度。曲骨垂直进针，然后向两侧斜刺。下肢穴位垂直进针，深度视人体胖瘦而定，一般为1.5～2.0 cm，待有针感(即酸、麻、胀、沉等)抽吸无回血时即可按规定量注入药液。主穴每穴每次2 mL，配穴每穴每次1 mL，每天注射1次，7天为1个疗程。每疗程间隔3～5天。第二组主穴，使患者取肘膝位，暴露臀部，取准穴位后，用75%乙醇棉球消毒穴位及周围皮肤，采用一次性5号注射器，抽取5 mL参附注射液，右手持注射器，对准穴位，快速刺入皮下，缓慢进针，针尖朝斜上方向，得气(患者局部有酸、麻、胀感)后回抽无血，将药液注入。隔天1次，连续5次为1个疗程，疗程间隔2天，再继续下一个疗程。如获临床痊愈，每周尚须注射一次，坚持1个月，以巩固疗效。对疗效欠佳者可配合前述针灸之法。

(五)艾灸

1.取穴

(1)主穴:关元。

(2)配穴:气海、三阴交。

2.治法

(1)主穴为主,如效果不满意可加配穴。患者取半卧位,暴露施灸部位,用长艾条,距皮肤 3 cm,施温和灸法。其中主穴,每次 40 分钟;配穴,每穴悬灸 10 分钟。每天 1 次。2 个月为 1 个疗程。

(2)可配合凯格氏锻炼法:嘱患者在站立或静坐时做缩肛(提肛)动作。开始收缩 3 秒为一次,重复 10 次为一组。以后逐渐延长到每次收缩 10 秒钟,每天收缩 300 次。

(3)尚可行膝胸卧位练习:排空小便,放松腰带,全身放松,跪在硬板床上,头放在床上,脸转向一侧,两臂微曲前伸,臀部抬高和大腿呈直角。早晚各 1 次,每次 10 分钟。

(4)也可加服补中益气汤加味:黄芪 30 g,党参、金樱子各 20 g,白术、当归各 12 g,陈皮、柴胡各 9 g,升麻 10 g,川断、杜仲、熟地各 15 g,炙甘草 6 g。水煎服,每天 2 次。

(六)穴位敷贴

1.取穴

(1)主穴:神阙、关元。

(2)配穴:百会、水沟、合谷、委中、腰眼。

2.治法

(1)敷药制备如下。①蓖麻仁敷剂:取蓖麻仁 75 g 捣烂如泥,加烧酒或食盐适量制成药饼备用。②升麻敷剂:升麻 20 g、枳壳 25 g,黄芪、柴胡、党参各 20 g,麝香 0.6 g,陈醋适量。除麝香另研外,诸药共研成细末。敷贴时取药粉适量,以醋调和成糊备用。

(2)主穴每次选取一穴。可单用一穴,也可交替轮用。敷药可任选一种。选定穴位后,先行消毒,然后将敷药贴敷于穴区,以消毒纱布覆盖固定。每次贴敷 3~5 小时,不宜过久,以防皮破起疱。也可先用艾条悬灸,至感灼热后用纱布固定。配穴用毫针刺,其中腰眼穴,以左手示指按压固定穴位,右手持针,用 0.3 mm×75.0 mm 的毫针捻转进针,得气后,右手拇指向后用力捻转 360°,连续

3下，以针感传到足跟部，同时伴有子宫向上抽动感为度。于月经干净后，每天1次，3～7天为一个疗程，疗程间隔3～5天。

(七)穴位埋植

1.取穴

(1)主穴：足三里、三阴交、提宫穴。

(2)配穴：子宫、关元、中闸、长强。

(3)提宫穴位置：骨盆闭孔耻骨下5分。

(4)中闸穴位置：中极穴旁开2分。

2.治法

膀胱排空后，做妇科检查，还纳子宫于正常位置后，每次可选2～3个穴位，交替使用。选准穴位，常规消毒，局部皮内麻醉，将3号线1.0～1.5 cm放入20号骨穿针内，垂直刺入穴位，当产生针感后，将肠线推入并拔出针，用无菌敷料覆盖针孔，胶布固定，半月1次，可连续埋线2～3次。埋线后第一天开始，根据患者的病症随证加服补中益气丸、龙胆泻肝丸等。直至症状明显改善，同时艾灸长强穴，每天1次，每次15分钟。

(八)穴位电疗

1.取穴

(1)主穴：维胞、归来、关元、中极、曲骨。

(2)配穴：八髎、长强、足三里、阴陵泉、三阴交。

2.治法

(1)仪器：低频电疗机，感应电输出0～20 V，直流电输出0～100 mA。

(2)主穴为主，必要时加用配穴。先将电极棒用四层纱布包裹，生理盐水润湿后平置于穴位上，开启电源，先用感应电治疗，再用直流电正极单机治疗。感应电不分正负极，两极分别置于上述各穴位，先通过8～12 V感应电0.5～1.0分钟，直流电各穴位通以25～75 mA。直流电负极为无效电极，以8～12层纱布作垫，放于各穴位同侧附近，正极做治疗，电极分别置于上述各穴位上迅速开关3～5次。治疗Ⅱ度、Ⅲ度子宫脱垂时，先将子宫纳入阴道内或用子宫托辅以治疗，可提高疗效。治疗过程中，施加的压力要均匀，取穴要准确，电流量的大小因每个人的感受性而不同，以见局部肌肉蠕动性收缩为适宜。每天或隔天电疗1次，7次为1个疗程，疗程期间停治2～3天，未愈者可继续第二疗程。并于疗程结束后1个月、3个月、6个月各进行一次复查，并做巩固治疗。

二、推拿治疗

(一)治则

补气升提,固摄胞宫。气虚者宜健脾益气,肾虚者宜温阳补肾,湿热者宜清热利湿。

(二)手法

㨰法、摩法、托法、揉法、擦法等。

(三)取穴

取穴以任脉、督脉、足太阴经、足少阴经腧穴为主,取中脘、中极、维道、子宫、气海、关元、八髎、肾俞等。

(四)操作方法

(1)患者仰卧位,医师位于其一侧,先用摩法施于脘腹部,自上而下做顺时针方向摩腹治疗 3～5 分钟,继之用手掌鱼际揉中脘、下脘、中极、归来、维道、子宫、气海诸穴,反复操作 3～5 分钟,以腹部温热感为佳。然后用掌根托法施于腹下,从上向下反复托小腹,操作 7～10 次,以患者有子宫收缩上提感为度。再用掌振气海、关元穴,持续震颤治疗 3～5 分钟,使热量直透胞宫为佳。最后,按揉太冲、照海、太溪、阴谷诸穴,反复按揉 2～3 分钟,以有酸胀感为度。用拇指按揉百会穴,持续治疗 5 分钟。

(2)患者俯卧位,医师位于其一侧,先施㨰法于腰骶部,沿督脉两侧膀胱经路线,反复操作 2～3 分钟。继之按揉脾俞、肾俞、气海俞、大肠俞、命门、腰阳关、关元俞、八髎、长强诸穴,反复治疗 2～3 分钟,均以酸胀感为佳。用掌擦法施于腰骶部,反复操作,直至局部皮肤色红、热透入里为度。最后,以掌拍腰阳关、八髎穴 3～5 次结束手法操作。

(五)随证加减

1.气虚者

加按揉气海、百会 1～2 分钟,揉中脘、下脘、脾俞 1～3 分钟。

2.肾虚者

加按揉肾俞、关元、太溪 1～3 分钟,横擦肾俞、命门、腰阳关,以热透入里为度。

(六)自我保健推拿

1.推拿取穴、手法及操作方法

(1)揉百会。

(2)擦大椎。

(3)揉拿肩井。

(4)拿揉合谷。

(5)按揉脾俞。

(6)按擦肾俞。

(7)点、擦腰骶。

(8)揉膻中。

(9)揉气海。

(10)擦小腹。

(11)拿按阴陵泉、阳陵泉。

(12)按揉三阴交。

(13)双手掌向上托推小腹。

2.随证加减

(1)面色无华,神疲乏力,食少,气短,白带增多,质稀色白者,加摩中脘,揉按足三里,摩揉关元。

(2)腰膝酸软,小腹下坠,小便频数,夜间尤甚,头昏耳鸣,形寒怕冷者,加揉擦命门,揉关元,按揉曲泉,揉按太溪,擦涌泉。

(3)子宫脱出,红肿疼痛,或痛或痒,夹有血性分泌物,伴有口渴、小便短黄涩痛,带白量多而腥臭者,加点按大椎,拿揉曲池,摩揉中脘,按揉手三里,掐揉太冲。

第七章

儿科病证的针灸、推拿治疗

第一节　小儿发热

小儿发热是小儿时期极为常见的一种症状，以体温异常升高(超过 37.5 ℃)为主症。常因外感风寒、风热，伤食等因素诱发或加重，易反复发作。发热常常作为一个症状，表现于西医学的肺炎、化脓性扁桃体炎、手足口病、病毒性脑膜炎等疾病中。

一、针灸治疗

(一)外感发热

1.治则

实则泻其子，清热散寒。

2.选穴

风池、大椎、列缺、合谷、外关、风门、肺俞。

3.操作

(1)针刺：大椎、合谷用提插捻转泻法，风池、外关平补平泻，列缺斜刺，捻转泻法；风门、肺俞用捻转泻法。

(2)艾灸：风池、大椎、合谷、外关、风门、肺俞可用温针灸、灸盒灸、艾条灸。每穴 10～15 分钟。

(二)肺胃实热

1.治则

实则泻其子，热者寒之。

2.选穴

风池、大椎、列缺、合谷、外关、曲池、尺泽。

3.操作

针刺:大椎、合谷用提插捻转泻法;风池、外关平补平泻;列缺斜刺,捻转泻法;曲池、尺泽用提插捻转泻法。

(三)阴虚内热

1.治则

虚则补其母,扶阴为重。

2.选穴

风池、大椎、列缺、合谷、外关、内劳宫、涌泉、肺俞、足三里。

3.操作

针刺:风池、大椎、合谷、外关用提插捻转平补平泻法;列缺斜刺,捻转平补平泻法;内劳宫、涌泉、肺俞、足三里用提插捻转补法。

二、推拿治疗

(一)治则

清热解表,发散外邪。

(二)手法与穴位

1.外感发热

(1)开天门 30 次。

天门位置:两眉连线中点到前发际成一直线。

操作方法:医师用双手拇指桡侧。交替向上直推,反复操作。

(2)推坎宫 30 次。

坎宫位置:自眉头起至眉梢成一横线。

操作方法:医师用双手拇指桡侧,由眉头向眉梢方向直推,反复操作。

(3)揉太阳 30 次。

太阳位置:眉梢后凹陷处。

操作方法:医师用中指螺纹面贴穴位上,向耳朵方向旋转按揉,反复操作。

(4)清天河水 100 次。

天河水位置:前臂正中,两大筋当中,腕关节到肘关节成一直线。

操作方法:医师用示、中二指螺纹面,从腕关节向肘关节直推,反复操作。

(5)推脊 100 次。

脊的位置:脊柱,从第 7 颈椎到尾骨成一直线。

操作方法：患儿俯卧，医师用示、中二指螺纹面，第 7 颈椎向尾椎骨端直推，反复操作。

2.胃肠积滞

(1)清胃经 100 次。

胃经位置：拇指掌侧面，近掌端第 1 节。

操作方法：医师用拇指外侧(桡侧)，从指根向指尖方向直推，反复操作。

(2)清大肠 100 次。

大肠位置：示指桡侧缘，从指尖到指根成一直线。

操作方法：医师用拇指桡侧，从指根向指尖方向直推，反复操作。

(3)退六腑 100 次。

六腑位置：前臂尺侧，肘关节到腕关节成一直线。

操作方法：医师用拇指螺纹面，从肘关节向腕关节方向直推，反复操作。

(4)推脊 100 次。

(5)揉耳后高骨 100 次。

耳后高骨位置：耳后入发际，高骨下凹陷中。

操作方法：患儿俯卧，医师用双手拇指螺纹面紧贴穴位，做旋转按揉，反复操作。

3.体虚内热

(1)补脾经 100 次。

脾经位置：拇指末节螺纹面。

操作方法：医师用拇指螺纹面紧贴穴位，做顺时针方向旋转揉动，反复操作。

(2)清天河水 100 次。

天河水位置：前臂正中，两人筋当中，腕关节到肘关节成一直线。

操作方法：医师用示指、中指二指螺纹面，从腕关节向肘关节直推，反复操作。

(3)推涌泉 100 次。

涌泉位置：屈趾，足掌心前正中凹陷处。

操作方法：患儿仰卧或俯卧，医师用拇指桡侧面，从足跟经足掌心涌泉穴向足趾方向直推，反复操作。

(4)捏脊 5～7 次。

脊的位置：脊柱，从尾椎骨到第 7 颈椎成一直线。

操作方法：患儿俯卧，医师用双手拇指指腹桡侧向前顶住皮肤，示指、中指二指向下按压皮肤，三指同时用力捏拿皮肤，从尾椎骨向上直到颈部，反复操作3次。从第4次开始要重提背部相关穴位，即捏3次提1次，谓之捏三提一。

第二节　小儿惊厥

小儿惊厥是由多种原因导致小儿脑神经功能紊乱造成的，其主要表现为突然的全身或局部肌群呈强直性和阵挛性抽搐，常伴有意识障碍。惊厥频繁发作或呈持续状态，可危及患儿生命，或可使患儿遗留严重的后遗症，影响小儿智力发育和健康。

急惊风是中医学病名，俗称"抽风"，是小儿时期常见的急重病证，可由多种原因及疾病引起，临床上以高热、抽风、昏迷为主要表现。本病以1～5岁婴幼儿多见，古代医家将之视为一种恶候。西医学将本病称为小儿惊厥，可见于多种疾病诸如高热、乙型脑炎、急性中毒性脑病、各种颅内感染、原发性癫痫等。

一、针灸治疗

(一)取穴

百会、人中。

(二)随证加减

高热加大椎、曲池、合谷；呕吐加上脘、梁门、气海、内关；腹泻加足三里、天枢；咳嗽加肺俞；食欲不振、面色萎黄加四缝。

(三)操作

强刺激，不留针。四缝用三棱针点刺，挤出少量黄色液体或血液。

(四)其他针灸法

1.耳针疗法

(1)取穴：心、肝、神门、皮质下、枕，耳尖。

(2)操作：用毫针刺，捻转数分钟，不留针。高热者耳尖放血。

2.艾卷灸疗法

(1)取穴：人中、印堂、合谷、太冲、中冲。慢惊风：百会、神庭、关元、三阴交、足三里。

(2)操作:急惊风每穴灸 10～20 分钟;慢惊风选 3～4 穴,每次每穴灸 10～15 分钟,每 1～2 天灸 1 次,灸 1 个月。

3.刺络疗法

(1)取穴:十宣、曲池、印堂、大椎。

(2)操作:用三棱针快速点刺出血。

4.隔姜灸疗法

(1)取穴:神阙、关元、气海、足三里。

(2)操作:每次选 1～2 穴,每穴灸 20～30 壮,每天 1 次。

二、推拿治疗

(一)急惊风

1.治则

急则治其标,先以开窍镇惊,然后分别予以清热、导痰、消食以治其本。

2.处方

(1)醒神开窍:掐人中、拿合谷、掐端正、掐老龙、掐十宣、掐威灵各 5 次,拿肩井、拿仆参各 10 次(以上穴位可选择应用)。

(2)止抽搐:拿合谷、拿曲池、拿肩井、拿百虫、拿承山、拿委中各 10 次。

3.方义

掐人中、掐老龙、掐十宣等醒神开窍;拿合谷、拿委中、拿承山等止抽搐。

4.随证加减

(1)肝风内动,角弓反张:拿风池、拿肩井各 10 次,推天柱骨 100 次,推脊 10 次,按阳陵泉、拿承山各 10 次。

(2)痰湿内阻:清肺经 200 次,推揉膻中、揉天突各 20 次,揉中脘、搓摩胁肋、揉肺俞、揉丰隆各 200 次。

(3)乳食积滞:补脾经、清大肠、揉板门、揉中脘、揉天枢、摩腹、按揉足三里、推下七节骨各 200 次。

(4)邪热炽盛:清肝经、清心经、清肺经、退六腑、清天河水各 200 次,推脊 10 次。

(二)慢惊风

1.治则

培补元气,息风止搐。急性发作时可按急惊风处理。

2.处方

补脾经、清肝经、补肾经、按揉百会、推三关各200次，拿曲池10次，揉中脘、摩腹、按揉足三里各200次，捏脊、拿委中各5次。

3.方义

补脾经、补肾经、推三关、揉中脘、摩腹、按揉足三里、捏脊，健脾和胃，培补元气；清肝经、按揉百会、拿曲池、拿委中，平肝息风，止抽搐。

第三节　脊髓灰质炎(小儿麻痹)后遗症

脊髓灰质炎(小儿麻痹)后遗症是脊髓灰质炎急性期所出现的瘫痪未得到积极的治疗所造成的，以受累肌群明显萎缩、肢体变形、骨骼发育受阻为主要特征。近年来，随着预防工作的全面开展，发病率已大为减少。

脊髓灰质炎(小儿麻痹)后遗症归属于中医学的痿病范畴。针灸治疗痿症，尤其是热病所致的痿躄，《黄帝内经》中早有论述，并提出"治痿者，独取阳明"的针灸取穴原则。

一、针灸治疗

(一)综合法

1.取穴

(1)主穴：肩髃、臂臑、曲池、手三里、合谷、环跳、风市、四强、阳陵泉、足三里、绝骨、髀关。

(2)配穴：肝俞、脾俞、肾俞、天宗、秩边。

(3)四强穴位置：髌骨上缘中点直上4.5寸。

2.治法

本法包括针刺、穴位注射、穴位埋植、电兴奋等法，据不同症情，综合治疗。

(1)针刺：每次选主穴2～3个，据瘫痪部位而定。采用短促而强的刺激，不留针，待肢体功能恢复后，改用平补平泻手法并加用低频电脉冲刺激，留针15～20分钟。本法用于弛缓性瘫痪程度不重者。

(2)穴位注射：维生素B注射液、麻痹灵注射液，任选一种。用于肌肉轻度萎缩，臂或腿细无力，瘫痪程度较重者。每次选3～4个穴，其中主穴2～3个穴，配穴 1 穴。进针行短促提插刺激，待得气明显后，注入药液，每穴 0.5～0.8 mL，每周 2 次。

维生素 B 注射液：维生素 B_1 注射液 100 mg×1 支，维生素 B_{12} 注射液 0.1 mg×1 支，临用时混合配制。

麻痹灵：加兰他敏 1 mg×160 支，硝酸士的宁 2 mg×60 支，当归注射液 2 mg×120 支，维生素 B_1 注射液 100 mg×120 支，维生素 B_{12} 注射液 0.5 mg×80 支。混合制成 2 mL 瓶装 400 支。

(3)穴位埋植：适用于腰臀部、肩臂部及腿部肌肉瘫痪，并有明显萎缩者。每次埋植一个部位，选 1～2 个穴位。局部常规消毒后，浅层麻醉，做 3～5 mm 切口，以血管钳插入穴内，进行局部按摩，直至患者感觉较强烈的酸麻感。然后，根据部位和瘫痪情况分别采用穴位结扎、皮肤针穿线埋植或将 1 cm 长的埋线直接置于切口内。一般而言，肩、臀部瘫痪、萎缩较重时，用结扎埋植法；腰部用穿线埋植法；臂、腿部或萎缩不明显者用埋线法。每 20 天进行 1 次。

(4)电兴奋：可采用直流感应电疗机或点送电疗机。本法适宜于无肌肉萎缩之瘫痪肢体。每次选 3～4 穴。取圆柱形电极上包 3～4 层纱布，用生理盐水湿润后，进行放电刺激，刺激量不宜过强。每天或隔天 1 次，穴位可轮用。

(5)艾灸：用艾条灸。适用于肢体发凉、瘫痪明显者。每次选 4～5 个穴，回旋灸，每穴 15～20 分钟，以局部潮红为宜。每天 1 次，可嘱患者或家属代灸。

(二)电排针

1.取穴

(1)主穴：分 2 组。①脾经、胃经经线及穴位，如髀关、梁丘、足三里、丰隆、解溪、箕门、血海、阴陵泉、三阴交等。②胆经、膀胱经线及穴位，如环跳、风市、阳陵泉、阳辅、丘墟、临泣、秩边、殷门、委中、承山、昆仑等。

(2)配穴：任督脉经穴，如大椎、身柱、命门、气海、中脘、关元等。

2.治法

主穴两组交替轮用。配穴每次选 2～3 穴。取穴时应据患者病变部位，经络循行走向，并结合麻痹肌群的分布和功能状态进行选样。针刺时间按子午流注纳子法，在脾胃经气血旺盛的辰、巳(即上午 7 时至 11 时)时操作为宜。

操作法：在确定有关经线后，从受损部位的始端起，依次进针，宁失穴而不失经，针间距约 3 cm，相连成排，每次用两条经线之穴位。然后，依次运针，激发得气，得气后加大指力，以插为主，插多提少，诱发针感循经上下传导，使针感直达病变经络。最后，用细铜丝缠绕，联结各针。然后，接通脉冲电针仪，进行电刺激。刺激方法：先密波刺激 1 分钟，疏波 7 分钟，疏密波 2 分钟，最后为断续波 10 分钟。电流强度随波形变化而逐步增强。每次共治疗 20 分钟。每天 1 次，12 次为 1 个疗程，疗程间隔 1 周。3 个疗程为一阶段，停针 6 个月后，再做下一阶段治疗。

（三）芒针

1.取穴

（1）主穴：长强透命门；命门透至阳；至阳透大椎。

（2）配穴：上肢麻痹加肩髃透曲池，外关透曲池；下肢麻痹加委中透承扶；足外翻加内踝尖透三阴交；足内翻加外踝尖透光明；膝关节后倾加足三里透膝阳关。

2.治法

主穴每次均取，配穴据症而选。取 6～8 寸之 26 号芒针。快速进针，破皮后，将针体与皮肤呈 15°夹角，沿皮快速透刺，待针尖抵达透穴后，行抽插 3～5 次。初期针刺不留针，至患儿不惧针后，可适当留针 5～10 分钟。每天 1 次，10 次为 1 个疗程，疗程间隔 3～5 天。

（四）穴位激光照射

1.取穴

（1）主穴：肩髃、曲池、外关、合谷、髀关、伏兔、梁丘、足三里、下巨虚、解溪、血海、阴陵泉、大肠俞、秩边、环跳、承扶、太溪、绝骨。

（2）配穴：足内翻加正扬、丘墟；足外翻加三阴交、商丘。

2.治法

主穴为主，据症加配穴。每次取 4～6 个穴，以氦-氖激光治疗机照射，波长 632.8 nm，输出功率 5～7 mW，功率密度 9 600 mW/cm^2，光纤芯径＜200 μm，每穴直接照射 8 分钟。每天 1 次，12 次为 1 个疗程。疗程间隔 1 周。3 个疗程为一阶段，阶段间隔 3 个月。

二、推拿治疗

（一）治则

补养肝肾，通经活络，畅通气血。

（二）手法与穴位

1.上肢麻痹

分阴阳，推三关，退六腑，清胃经，清补脾经，补脾经，点按肩髃、肩髎、外关、合谷、八邪，捣小天心，补肾经，揉二人上马。

2.下肢麻痹

推三关，退六腑，清胃经，补脾经，顺运内八卦，搓四横纹肌，点按肾俞、次髎、环跳、风市、阳陵泉、足三里、悬钟、太冲、八风；补肾经，揉二人上马，推补涌泉。

3.面部麻痹

清天河水，推三关，揉天心，揉一窝风，补肾经，揉二人上马，点按睛明、地仓、颊车、翳风。

第四节　小儿感冒

感冒是指病毒引起的急性上呼吸道感染，由流感病毒引起的为流行性感冒，由其他病毒(多达一百多种，以鼻病毒、冠状病毒最常见)引起的为普通感冒。临床表现以鼻塞、咳嗽、头痛、恶寒发热、全身不适为其特征。全年均可发病，尤以春季多见。西医学的感冒属急性上呼吸道感染范畴。各种导致全身或呼吸道局部防御功能降低的原因，如受凉、淋雨、气候突变、过度疲劳等可使原已存在于上呼吸道的或从外界侵入的病毒或细菌迅速繁殖，从而诱发本病。

中医认为，感冒是以鼻塞、流涕、打喷嚏、头痛、恶寒、发热、全身不适，脉浮等为主要临床表现的一种外感疾病。一年四季均可发病，以冬春季节为多，在外感病中最为常见。病情轻者多为感受当令之气，称为伤风，病情重者多为感受非时之邪，称为重伤风，在一个时期地域内广泛流行、病情类似、症状严重者，称为时行感冒。

一、针灸治疗

(一)取穴

大椎、风池、风门、曲池、合谷。

(二)随证加减

风寒加肺俞；风热加外关；咳嗽加列缺；鼻塞加迎香；头痛加太阳；咽喉痛加鱼际或少商；食滞加中脘、足三里；腹胀便溏加天枢、上巨虚；夹暑加支沟。胸闷、呕恶加内关。

(三)操作方法

大椎针 0.3～0.8 寸，风池刺向对侧目区 0.5～0.8 寸，风门、肺俞向脊柱方向斜刺 0.5～0.8 寸，余穴均直刺、轻刺，不留针或留针 20 分钟。大椎、肺俞、足三里、风门可加艾条灸，以患儿舒适为度。少商可点刺出血。

(四)方义

大椎为六阳之会，小儿外感六淫可取之解表以散寒清热；风池为少阳阳维之会，风门为太阳经穴，皆能疏解表邪，治发热恶寒、头痛肢楚；曲池为手阳明合穴，有清热解表之功；合谷疏利阳明而宣肺利窍、透邪外出。肺俞宣肺解表、疏风散寒，外关通利三焦、疏散热邪，列缺宣肺止咳，迎香通鼻窍，太阳疏风泄热以治头痛，鱼际清肺泻热，少商为太阴之井，清热利咽，外邪累及脾胃，中脘合足三里共收和中健胃、消食导滞之功。暑湿感冒湿热中阻，气机不展，升降失职，致腹胀、便溏，以大肠募穴天枢、大肠经下合穴上巨虚调理肠腑，升降气机，手少阳经穴支沟则可通调三焦气机、消暑化湿，加内关则达宽胸理气、止呕除恶之效。

(五)其他针灸法

1.灸法

(1)取穴：大椎、风池、肺俞、神阙、风门、列缺。

(2)操作：用艾卷灸，或隔姜灸，每穴姜片上的艾炷灸 1～2 壮，以表面皮肤潮红为宜。每天 1～2 次。多用于风寒感冒。

2.拔罐疗法

(1)取穴：大椎、风门。

(2)操作：拔罐 3～5 分钟，每天 1 次。

3.耳穴贴压疗法

(1)取穴：肺、气管、内鼻、咽喉、内分泌。

(2)操作：耳尖点刺出血。余穴用王不留行籽贴压，耳郭常规消毒后，将粘有王不留行籽的小方块胶布贴压于耳穴上，贴压时注意药籽对准穴位，胶布不能潮湿污染，以免贴压不紧。如局部皮肤出现粟粒样丘疹，并伴有痒感时应停用。嘱患儿每天自行按压数次，发作时可连续按压。两耳交替。10 次为 1 个疗程。

4.头皮针疗法

(1)取穴：额中线、额旁 1 线。

(2)随证加减：有中焦症状加额旁 2 线。

(3)操作：针尖方向均由上往下，快速进针，针进帽状腱膜下层后，用抽提法作适当抽提，留针 2 小时以上。

5.刺络疗法

(1)取穴：风门、少商。

(2)随证加减：风寒加风池，风热加大椎，高热加耳尖，咽喉痛加商阳。

(3)操作：大椎挑刺出血，余穴点刺出血，数滴即可。

6.腧穴敷贴疗法

(1)取穴：大椎、风池、神阙。

(2)操作：生姜、葱白各 50 g，切碎和食盐热炒，用纱布包好，敷于上述穴位，用胶布固定，每次敷贴 2～3 小时，每天换敷 2 次。

7.腧穴激光照射疗法

(1)取穴：大椎、风门、合谷、鱼际、肺俞。

(2)操作：用氦-氖激光器照射，激光波长 632.18 nm，功率(5.0±0.5)mW，光斑直径(1.0±0.2)cm，垂直照射 2～3 分钟，每天 1～2 次，5 次为 1 个疗程。

二、推拿治疗

(一)治则

清热解表，滋阴导滞。

(二)手法与穴位

1.开天门 30 次

(1)天门位置：两眉连线中点到前发际成一直线。

(2)操作方法：医师用两手拇指桡侧交替向上直推，反复操作。

2.推坎宫 30 次

(1)坎宫位置：自眉头起至眉梢成一横线。

(2)操作方法：医师用两手拇指桡侧由眉头向眉梢直推，反复操作。

3.揉太阳 30 次

(1)太阳位置：眉梢后凹陷中。

(2)操作方法：医师用双手拇指或中指螺纹面分别贴两侧穴位上，做向耳朵方向旋转按揉。

4.按揉合谷 30 次

(1)合谷位置：手背虎口，第 1、2 掌骨间的凹陷处。

(2)操作方法：医师用拇指螺纹面贴穴位上旋转按揉，反复操作。

(三)随证加减

1.伴有高热者

(1)加清天河水100～200次。

天河水位置:前臂正中,两大筋当中,腕关节到肘关节成一直线。

操作方法:医师用示指、中指二指螺纹面,从腕关节向肘关节方向直推,反复操作。

(2)加揉大椎100次。

大椎位置:第7颈椎与第1胸椎之间的凹陷中。

操作方法:医师用中指螺纹面贴穴位上,做顺时针方向旋转揉动,反复操作。

2.伴有夹食者

和胃消食,加清补脾经,清胃经,揉板门,清小肠,搓四横纹。

3.伴有夹惊者

加镇惊安神,分阴阳,多揉小天心,掐神门。

第五节　小儿肺炎

肺炎是小儿时期的常见病,以发热、咳嗽、呼吸急促、鼻煽为主要症状,多见于3岁以下婴幼儿。支气管肺炎由细菌或病毒引起。按病理形态改变,可分为一般支气管肺炎和间质性肺炎两类。应争取作出病原学诊断,如腺病毒肺炎、合胞病毒肺炎、流感、副流感病毒肺炎等。

关于肺炎的病名及其治疗等问题,中医学虽无系统叙述,但类似本病某一阶段和某一症状的描述和治法是较多的。如“肺气咳喘”“咳气上逆”“气促气急”“马脾风”诸症。小儿肺炎多为本虚标实之证,本虚以气虚、血虚、阳虚为主,标实以痰浊、热盛、气滞、血瘀为主,治疗以急治其标,缓治其本或标本兼治。还应根据疾病的不同演变阶段进行相应的辨证论治。

一、针灸治疗

(一)取穴

大椎、尺泽、合谷、丰隆、足三里。

(二)随证加减

高热加少商、曲池、耳尖;休克加素髎、大敦;咳嗽加列缺、肺俞;喘重加定喘、身柱;阳气虚脱加气海、关元、百会。

(三)操作

大椎梅花刺(加前后左右)后拔罐,尺泽、曲池、少商、耳尖在穴位处揉按起红晕后用三棱针点刺放血1~3滴,合谷、丰隆、列缺、肺俞、定喘、身柱均直刺不留针,素髎、大敦疾进疾出,气海、关元、百会针用补法加艾卷灸。针后围绕大椎、肺俞、身柱等背部腧穴红外线照射10~20分钟。

(四)其他针灸法

1.刺络疗法

(1)取穴:大椎、尺泽、肺俞、鱼际、委中。

(2)操作:大椎、肺俞用三棱针散刺,加拔火罐。尺泽、委中,静脉络放血。鱼际找青紫静脉络针刺出血。

2.拔罐疗法

(1)取穴:阿是穴:肩胛双侧下部。

(2)操作:拔2~3分钟,每天1次。此法用于帮助肺炎后期湿性啰音吸收。

3.耳针疗法

(1)取穴:肺、气管、咽喉、对屏尖、屏尖、肾上腺、耳尖、内分泌。

(2)操作:屏尖、肾上腺、耳尖点刺放血,余用针灸针捻转进针,刺入耳软骨而不刺透为度,一般不留针。

4.腧穴敷贴疗法

(1)取穴:风门、肺俞、膏肓俞(均双)、阿是穴(湿啰音显著处)。

(2)操作:用炙白芥子、元胡、细辛、葶苈子各等分,共研细末,用姜汁调成糊状,搓成2 cm直径的药丸,敷贴于上述诸穴。时间2~3小时。

5.腧穴注射疗法

(1)取穴:肺俞、定喘、孔最。

(2)操作:用20%银黄注射液0.2 mL,按穴位注射操作规程注射,每天1~2次。

6.腧穴激光照射疗法

(1)取穴:肺俞、定喘、丰隆、膻中。

(2)操作:用氦-氖激光器,每天照射3分钟,每天1～2次,10次为1个疗程。

二、推拿治疗

(一)治疗原则

本病的基本治则是宣肺平喘,清热化痰。初起时,风邪闭肺,治在辛散外邪,宣肺开闭,此时应注意分清风寒风热之不同,而分别选用辛温或辛凉解表;中期痰热壅肺,肺闭瘀阻,需查清痰热轻重及痰热、瘀热,重在清热解毒,涤痰开肺,或合以活血化瘀。病久气阴耗伤,注意扶正祛邪,并注重调养,以促进正气之恢复。痰多者,重在涤痰;喘甚者,应予平喘;肺热显著者,则宜清泄肺热,如出现变证当随症治之。

(二)分证论治

1.风寒闭肺

(1)治则:解表,宣肺止咳化痰。

(2)处方:揉小天心3分钟,揉一窝风3分钟,补肾5分钟,清板门5分钟,分阴阳2分钟,清肺3分钟,逆运内八卦3分钟,揉小横纹3分钟,清补脾5分钟,清天河水1分钟。

(3)随证加减:干咳、呛咳,上穴加二马;食欲不振,逆运八卦后加清四横纹每个100下。

(4)方义:揉小天心、揉一窝风能通经活络,疏风解表,宣通表里;补肾、清板门可滋阴清热,益气助神;分阴阳平衡阴阳,调和脏腑;清补脾、清肺、揉小横纹、逆运内八卦可宣肺,开胸化痰,止咳平喘;清天河水可解表,清心热利尿,安神镇静,巩固疗效。

2.风热闭肺(轻证)

(1)治则:疏风清热,解表宣肺,化痰止咳。

(2)处方:(主)分阴阳2分钟,清天河水2分钟,揉小天心3分钟,揉一窝风3分钟,逆运内八卦3分钟,平肝肺3分钟,退六腑3分钟。(配)揉小横纹3分钟,清四横纹2分钟,揉肾纹2分钟,清补脾5分钟。

(3)方义:分阴阳可调节机体阴阳平衡而退热除烦;清天河水可清热解表,利尿泻火;揉小天心、揉一窝风可镇静,通经活络,透表发汗,退体温;清补脾、揉小横纹、逆运内八卦可宣肺,开胸化痰止咳喘,又能润燥通便;平肝肺可平肝息风,解热镇静,开郁除烦,疏风解表,顺气化痰,止咳利咽,又能通便;退六腑可清营凉血，退体温，润燥通便，退大热，加之揉肾纹可引余热外行；清补脾可清脾胃之热，加逆运内八卦、清四横纹能温中助消化，消腹胀，引中焦热外行，以保后天之本。

3.正虚邪恋

该症多见于疾病后期，特点是虚多邪少，根据病邪性质、体质情况可分阴虚肺热和肺脾气虚两证。

(1)阴虚肺热治疗如下。①治则：养阴清肺。②处方：补肾 10 分钟，揉二马 3 分钟，补脾 5 分钟，推上三关 3 分钟，清板门 3 分钟，补肺 3 分钟，揉小横纹 2 分钟，揉外劳 2 分钟，掐揉足三里 7～8 次，揉肾顶 3 分钟，揉肾纹 2 分钟，逆运内八卦 3 分钟，清四横纹 2 分钟，清天河水 1 分钟。③方义：补肾、揉二马可大补元气，助气益神，滋阴清热，调节津液代谢；补脾、推上三关可补虚扶弱，补血生肌，助气和血，改变机体一般情况，又补肺气；补肺为补本经，但肺为空脏，补则满之，只能虚极时可暂补 2～3 天，继用培土生金法补之为宜；揉外劳、掐揉足三里均有补脾作用，加逆运内八卦、清四横纹可调中健脾，助消化吸收，保后天之本，又可开胸化痰、止咳；揉小横纹可肃肺消炎、止咳化痰；揉肾纹可引脏腑余热外行而降体温；揉肾顶加补脾可固表止汗，补虚扶弱，共奏恢复机体功能之功；清天河水可清虚实热而不伤阴，故常用，是平安穴。

(2)肺脾气虚治疗如下。①治则：健脾益气。②处方：(主)补脾 8 分钟，补肺 3 分钟，揉外劳 2 分钟，揉小天心 3 分钟，揉小横纹 3 分钟，逆运内八卦 3 分钟，清板门 5 分钟，清四横纹 2 分钟，推上三关 3 分钟，清天河水 2 分钟。(配)补肾 5 分钟，揉肾顶 2 分钟，揉肾纹 2 分钟，掐揉足三里 5～7 次。③随证加减：小儿睡眠不宁、烦躁不安，多用镇静、镇惊术组；手足凉，补脾、推三关、拿列缺；口舌生疮，参照口疮治疗；面色青黑、五更泻(便色绿、黏、五谷不化)，均先用补肾、揉二马补本脏，加揉外劳而改变大便色绿、黏，不消化。④方义：补脾、补肺(只用前 2～3 天)、揉外劳、掐揉足三里、补肾补脾肺之不足；揉小天心、揉小横纹、逆运内八卦可肃肺、消炎，改善肺部炎症，加揉肾纹可以引肺部余热外行；揉肾顶可收敛元气，固表止汗；清板门、补脾、逆运内八卦、清四横纹促进胃肠蠕动，而调中助消化吸收，改善机体的营养状况，使小儿精神疲倦不振、面色㿠白、消瘦纳呆、大便稀溏等得以改善；补脾、推上三关可补虚扶弱，补血生肌，恢复机体的一般情况；清天河水能清心利尿，巩固疗效。

第六节　小儿咳嗽

咳嗽是小儿肺系疾病中的一种常见病症。《幼幼集成·咳嗽证治》指出："凡有声无痰谓之咳，肺气伤也；有痰无声谓之嗽，脾湿动也；有声有痰谓之咳嗽，初伤于肺，继动脾湿也。"小儿咳嗽有外感咳嗽和内伤咳嗽之分，临床所见，外感咳嗽多于内伤咳嗽。此外，古代文献尚有"百晬嗽"的记载，这是指乳儿在生后百日以内的咳嗽，亦称"乳嗽"或"胎嗽"。

西医认为咳嗽是为了排除呼吸道分泌物或异物而发生的一种身体防御反射动作。一般咳嗽多先有短促的深呼吸，继而声门迅速关闭，同时呼吸肌、肋间肌、横膈肌剧烈收缩，使胸内压力升高，最后声门突然开启，肺内被压空气和分泌物随之咳出，即成咳嗽。

一、针灸治疗

（一）取穴

肺俞、列缺、鱼际、合谷、足三里、丰隆。

（二）随证加减

外感风寒加大椎、风门。外感风热加尺泽、曲池。痰热加尺泽、阴陵泉。痰湿加太渊、脾俞、中脘。阴虚加膏肓俞、太溪、三阴交。

（三）操作

肺俞、足三里、脾俞、中脘、丰隆、太渊、膏肓俞、太溪、三阴交补法，余用泻法；外感风寒咳嗽，大椎、风门可用温灸。以上可留针10～20分钟，每天1～2次。

（四）方义

小儿肺常不足，取肺俞利肺化痰止咳；取手太阴络穴列缺配手阳明原穴合谷，原络相配以宣通手太阴经气；鱼际宣肺利气，止咳治喉痒；小儿脾常不足，取足三里和足阳明络穴丰隆健脾化痰。外感风寒咳嗽加六阳经交会之大椎通阳解表，督脉和足太阳交会穴风门以解表祛风，散寒止咳；外感风热咳嗽加手太阴合穴尺泽清肺化痰，手阳明合穴曲池清热疏风；痰热犯肺加尺泽清肺化痰，足太阴经合穴阴陵泉清利湿热、化痰止咳；痰湿咳嗽加手太阴经原穴太渊利肺化痰，脾俞、中脘健脾化湿、助运化浊，协同足三里、丰隆健脾化痰；膏肓俞主治久虚劳损，太溪滋肾养阴,三阴交补益脾气,三穴合而滋阴止咳。

(五)其他针灸法

1.耳针疗法

(1)取穴:肺、气管、对屏尖、神门、肾上腺。

(2)操作:以毫针刺入,产生胀感,不留针。或以王不留行籽贴压。双耳同时取穴,每天1次,5次为1个疗程。

2.拔罐疗法

(1)取穴:大椎、肺俞、定喘、身柱、风门、膻中。

(2)操作:每天1次,每次3~5分钟。10次为1个疗程。背部腧穴也可走罐。

3.电针疗法

(1)取穴:定喘、肺俞、尺泽、鱼际。

(2)操作:以脊柱为界分左右两侧,定喘、肺俞一组,尺泽、鱼际一组,疏密波,通电20分钟,中等刺激。每天或隔天1次。

4.艾卷灸疗法

(1)取穴:风门、大椎、身柱、膏肓俞、膻中、中脘、尺泽、丰隆、太渊、足三里、三阴交、太溪。

(2)操作:每次4~5个穴,每穴20分钟,每天或隔天1次。

5.腧穴红外线照射疗法

(1)取穴:大椎、风门、肺俞、膏肓俞、身柱、脾俞、肾俞、中府、膻中、中脘。

(2)操作:背部腧穴和胸腹部腧穴分别照射20分钟。每天或隔天1次。

6.刺络疗法

(1)取穴:风门、肺俞。

(2)操作:用三棱针散刺,每穴各5~6次,再用火罐闪罐3次,然后留罐3~5分钟。

7.腧穴敷贴疗法

(1)取穴:大椎、肺俞、风门、定喘、膻中、足三里、丰隆。

(2)操作:将白芥子、甘遂、细辛、丁香、元胡等量共研细末,加入姜汁或蒜汁,调成糊状,制成直径为0.8 cm的圆饼,敷贴于上穴,用胶布固定,保留6~8个小时,有皮肤灸痛者即可揭去,每隔2~3天敷贴1次,5次为1个疗程。此法也可用于冬病夏治治疗慢性咳嗽。

8.腧穴激光照射疗法

(1)取穴:定喘、风门、肺俞、合谷、列缺。

(2)操作:用氦-氖激光器照射,激光波长 632.8～650.0 nm,输出功率 5～15 mW,每穴照射 5 分钟,每天 2 次,症状改善后改每天 1 次,5～10 次为 1 个疗程。

9.腧穴注射疗法

(1)取穴:大椎、风门、定喘、肺俞、脾俞、膻中、孔最、尺泽、足三里、丰隆。

(2)操作:药物采用胎盘组织液,每穴 0.5～1.0 mL,每次选 2～4 穴,按穴位注射法常规注射。注射时注意小儿不能吵闹乱动,以防发生意外。

10.头皮针疗法

(1)取穴:额旁 1 线(双)、额中线。

(2)操作:针尖向下。快速破皮后,针进腱膜下层 1 寸,行抽提法,可配合深呼吸、拍背和吞咽等动作。留针 2 小时以上。

二、推拿治疗

(一)治则

宣肺止咳。

(二)手法与穴位

1.清肺经 100 次

(1)肺经位置:无名指螺纹面。

(2)操作方法:医师用拇指螺纹面桡侧贴穴位上,自无名指指端向指根方向直推,反复操作。

2.按揉天突 1 分钟

(1)天突位置:胸骨切迹上缘,凹陷正中处。

(2)操作方法:患儿仰卧,医师用中指端螺纹面贴穴位上按揉,或按或揉,按时中指端微屈,向下向里按揉,随小儿呼吸起落。一般按 10 次,揉 100 次。

3.推揉膻中 1 分钟

(1)膻中位置:胸骨正中,两乳头连线中点处。

(2)操作方法:患儿仰卧,医师用中指端揉,称揉膻中;用双手拇指自穴中间向两旁分推至乳头,谓之分推膻中,又称开胸;用示指、中指自胸骨切迹向下推至剑突谓之推膻中;用示指、中指、无名指沿胸骨上下摩擦称之擦膻中。推 100 次,揉50 次,或宜擦热为度。

4.揉乳旁

(1)乳旁位置:乳外旁开2分处。

(2)操作方法:患儿仰卧,医师用拇指或中指端于穴位上,做旋转揉动,反复操作。或从乳旁上下往返搓摩胁肋,称之按弦走搓摩。

5.揉乳根1分钟

(1)乳根位置:乳头下2分处。

(2)操作方法:患儿仰卧,医师用中指端螺纹面贴穴位上,做旋转揉动,反复操作。

6.擦膻中1分钟

(1)膻中位置:胸骨正中,两乳头连线中点。

(2)操作方法:患儿仰卧,医师用示指、中指、无名指指腹贴穴位上,做上下摩擦动作,反复操作宜微热感为度。

7.擦肺俞100次

(1)肺俞位置:第3胸椎与第4胸椎棘突间旁开1.5寸。

(2)操作方法:患儿俯卧,医师用手示指、中指、无名指指腹面贴肺俞穴位上,做上下推擦动作,反复操作,以有温热感为度。

(三)随证加减

1.外感咳嗽者

加开天门,推坎宫,推太阳,拿风池,推上三关,退下六腑,拿合谷。

2.内伤咳嗽者

加补脾经,补肾经,揉中脘,按揉足三里,揉肺俞,揉肾俞,补肺经。

第七节 小儿哮喘

小儿哮喘属于中医学“喘吁”“喘鸣”“喘嗽”等范畴,是指以反复发作性咳嗽,喘鸣和呼吸困难为主症的一类病症,可有发热、咳痰、胸闷气急、鼻翼煽动等伴随症状。小儿哮喘可见于现代医学的支气管哮喘、哮喘性支气管炎和急性毛细支气管炎、咳嗽变异性哮喘等疾病。

一、针灸治疗

（一）取穴

额旁1线、定喘（大椎穴旁开0.5寸）、鱼际、足三里、太溪（均为双侧）。

（二）随证加减

发作期加天突。痰多而浓加膻中、丰隆，鼻塞、流涕加迎香。缓解期加肺俞、脾俞、肾俞、关元。

（三）操作

均宜轻刺，适当做以手法。额旁1线在发际上0.5寸进针，破皮后针进帽状腱膜下层，针尖向下，至1寸，抽提法；定喘穴直刺0.3～0.5寸，捻转泻法，风寒加温针；鱼际直刺0.5～0.8寸，针尖直对手心，不提插捻转；足三里直刺0.5～0.8寸，捻转补法，可加温针，太溪直刺0.3～0.5寸，捻转补法。天突穴用半刺法，不留针；膻中平刺0.3寸；丰隆直刺0.5～0.8寸，捻转泻法；迎香直刺0.1～0.3寸，不留针；肺俞、脾俞斜刺0.3～0.5寸，轻施捻转补法后不留针；肾俞直刺0.5～0.8寸，捻转补法；关元用艾卷灸或隔蒜灸、隔姜灸。

（四）方义

额旁1线主治上焦疾病，有宣肺止咳平喘之效；定喘故名思义有定喘之功，为降气平喘之效穴，加温针可缓风寒咳喘；鱼际为手太阴肺经“荥”穴，用本节刺法平喘效果颇佳；足三里调和胃气，以资生化之源，使水谷精微上归于肺，肺气充则自能卫外；太溪为肾之原穴，补太溪而可充真元之气。以上诸穴合而用之，可共收标本兼治之功。又：天突属近部取穴，可加强降气平喘之力。膻中为气之会，丰隆为胃之别络，泻二穴可顺气化痰，尤宜痰热；哮喘易兼鼻塞流涕、喷嚏连连，迎香清热散风，通利鼻窍；缓解期应培本益元，肺俞、脾俞、肾俞三背俞穴可培益三脏元气，使上有主、中有源、下能纳，气机得以升降，水津得以传输。关元为强壮要穴，哮喘患儿素体羸弱，极需提高身体素质，关元可填补肾气而弥补先天不足，强健体魄而提高抗病能力。

（五）其他针灸法

1.腧穴敷贴疗法

（1）取穴：大椎、肺俞（双）、膏肓俞（双）。

（2）随证加减：喘甚加天突，纳差痰多加足三里、丰隆，体虚加关元、肾俞。

（3）敷贴药物：白芥子30 g，甘遂15 g，细辛30 g，丁香15 g，肉桂15 g。上药共研细末，使用前用姜汁调成稠膏状，做成直径约 1 cm 的药饼，备用。敷贴时也可加麝香少许，效果更佳。

(4)操作：敷贴药物之前，用温水将穴位局部洗净，或用乙醇棉球擦拭干净，然后将药饼摊于油纸上，敷贴在穴位上，用胶布固定。也可直接用胶布或用专供敷贴穴位的特制敷料固定。一般每次贴敷 2～6 个小时，但也要视小儿感觉而定，如果敷贴后局部有烧灼疼痛难忍感，可提前揭下，如果局部只是温热、发痒等感觉，则可多敷贴几个小时。同时，由于夏日天气炎热，汗水较多，要及时观察是否脱胶落下，若脱落要马上予以补贴。

(5)敷贴时间：冬天发作的最好在盛夏季节的"三伏天"使用，头伏、中伏、末伏各贴 1 次，1 年共敷贴 3 次，连续敷贴 3 年为 1 个疗程。夏天发作的最好在隆冬季节的"三九天"使用，每九各贴 1 次，1 年共敷贴 3 次，连续敷贴 3 年为 1 个疗程。不分季节者，可随发作而敷贴。

2.耳针疗法

(1)取穴：气管、肺、肾上腺、风溪、内分泌、神门、对屏尖。

(2)操作：用王不留行籽贴压。耳郭常规消毒后，将备制的粘有王不留行籽的小方块胶布，贴压于耳穴上，贴压时注意药籽对准穴位，胶布不能潮湿污染，以免贴压不紧。如局部皮肤出现粟粒样丘疹，并伴有痒感时应停用。嘱患儿每天自行按压数次，发作时可连续按压。两耳交替。10 次为 1 个疗程。

3.腧穴注射疗法

(1)取穴：①定喘、膻中。②气会、气户。

(2)操作：①用 0.1%肾上腺素，于哮喘发作时各注入 0.1～0.2 mL。②用胎盘组织液、B 族维生素等注射于两穴位。

4.腧穴埋藏疗法

(1)取穴：定喘、身柱、膻中、天突。

(2)操作：每次选一对穴，用猪、羊、马等肾上腺，去色膜，切成高粱米大，低温冷藏 5～7 天，高压消毒，低温保存，每次埋入穴位内 1 小块，每周埋 1 次。本法适用于儿童期。

5.艾卷灸疗法

(1)取穴：大椎、肺俞、风门、膏肓俞、肾俞、气海、太渊、膻中、足三里。

(2)操作：每次 4～5 穴，每穴灸 10～20 分钟，隔天 1 次，连灸 20～30 次。本法适用于缓解期或冬病夏治的辅助治疗。

6.皮肤针疗法

(1)取穴:发作期取胸、腰部,前后肋间,剑突下,孔最穴,大、小鱼际,气管两侧。重点胸、腰、肋间。缓解期取脊柱两侧,气管两侧,前后肋间,剑突下,颌下。重点脊柱两侧的阳性物处。

(2)操作:根据小儿的耐受程度,缓解期叩打手法宜轻,以局部皮肤潮红为度;发作期叩打手法宜中、重度刺激,以局部皮肤潮红、有丘疹或明显发红,但一定要让患儿能忍受,下次乐于接受。本法适用于儿童期。

7.腧穴激光照射疗法

(1)取穴:天突、膻中、定喘、肺俞。耳穴平喘、肺、内分泌、肾上腺。

(2)操作:用小功率氦-氖激光固定照射,也可用光导纤维对准穴位照射 2～4 穴,或分组交替照射。每穴 6～8 分钟.每天照射 1 次,10～15 次为 1 个疗程。休息 1 周后可继续第 2 个疗程。本法适用于间歇期及缓解期。

8.腧穴割治疗法

(1)取穴:定喘、膻中。

(2)操作:常规消毒后局部麻醉,用小尖头手术刀割开长 0.5～1.0 cm、深 0.4～0.5 cm 的切口,挑去皮下少量脂肪组织,并用止血钳略加按摩刺激,然后压迫止血,一般不必缝合,创口作消毒处理,并将切口创面对齐挤合,切口上盖上一块小纱布,用胶布固定即可。约一周愈合,如有效者可再重复 1～2 次,再割治时,可在第一次割治穴位旁 0.5 cm 处切口。本法适用于儿童期。

9.拔罐疗法

(1)取穴:肺俞、膏肓。

(2)操作:用闪火法拔罐,沿脊柱两侧移动,每天 2 次,10 天为 1 个疗程。本法适用于间歇期及缓解期。

10.刺血疗法

(1)取穴:大椎、尺泽、肺俞。

(2)操作:用三棱针点刺,辅助挤捏,令出血量达 0.2～1.0 mL。本法适用于急性发作期。

11.皮下留针疗法

(1)取穴:膻中。

(2)操作:用直径 0.300 mm、长 0.125 mm 针灸针,在该穴自上向下平刺 0.5 寸,然后用胶布固定,留 2～3 天。本法适用于虚性气喘。

12.特殊腧穴

(1)取穴:制喘穴(位于骶尾椎尖端上 3 寸处)。

(2)操作:按压或针刺可缓解喘息。

二、推拿治疗

(一)治则

宽胸理气、化痰平喘。

(二)手法与穴位

1.揉膻中 100 次

(1)膻中位置:两乳头连线的中点。

(2)操作方法:患儿仰卧,医师用中指螺纹面贴穴位上,做顺时针方向旋转揉动,反复操作。

2.擦膻中 100 次

(1)膻中位置:同上。

(2)操作方法:患儿仰卧,医师用一手四指腹面或手掌腹面贴穴位上,做上下往返摩擦,反复操作,以有温热感为度。

3.揉肺俞 100 次

(1)肺俞位置:第 3 胸椎棘突下,旁开 1.5 寸(患儿 1 横指为 1 寸)。

(2)操作方法:患儿俯卧,医师用拇指或示、中二指螺纹面按于穴位,做顺时针方向旋转按揉,反复操作。

4.擦肺俞 100 次

(1)肺俞位置:同上。

(2)操作方法:患儿俯卧,医师用四指螺纹面贴穴位上,做上下来回搓擦,反复操作,宜温热感为度。用力轻柔,以防擦伤皮肤。

5.捏脊 3～5 分钟

(1)脊的位置:脊柱,从尾椎骨到第 7 颈椎成一直线。

(2)操作方法:患儿俯卧,医师用双手拇指指腹桡侧向前顶住皮肤,示、中二指腹面向下按压皮肤,做捏拿推捻动作,从尾骶部向上直到颈部,往返 3 遍。第 4 遍开始边捏脊边重提相关腧穴,共操作 3 遍。最后用双手拇指按揉脊柱两侧膀胱经,上下往返 1～3 次。

(三)随证加减

1.实喘者

加揉小横纹,逆运内八卦,清天河水,揉板门,揉小天心,揉一窝风,清肺经,退六腑,清小肠。

2.虚喘者

加补肾水,揉小天心,揉小横纹,逆运内八卦,推四横纹,揉二人上马,补脾经,清肺经。

第八节　小儿呕吐

小儿呕吐是指胃失和降、气逆于上,以致乳食由胃中上逆经口而出的一种儿科常见病症,古文记载为“有声有物谓之呕,有物无声谓之吐,有声无物谓之哕”。呕与吐常常一同出现,故合称为呕吐,呕吐既可以作为单独的疾病看待,也可以作为某种疾病所引起的症状来看。现代医学一般仅将其作为一种症状,可由各种中毒、神经系统疾病、感染性疾病、消化道实质病变等引起,本文将呕吐作为独立的脾系疾病来对待,相当于现代医学的消化不良、急性胃肠炎及排除了消化道器质性病变的胃肠功能紊乱。

一、针灸治疗

(一)取穴

中脘、内关、足三里。

(二)随证加减

外受风寒加大椎、合谷、风池,感受暑湿加胃俞、曲池,伤食加下脘、天枢,胃热加内庭,胃寒加上脘、脾俞、胃俞,惊恐加太冲、神门、阳陵泉。

(三)操作方法

实证用泻法,虚证用补法,或可加温灸。每天 1 次。

(四)方义

中脘为足阳明胃经募穴,和胃降逆止呕;内关为手厥阴心包经之络穴,通阴维脉，可宣通上焦、中焦气机，能宽中理气，止呕降逆；足三里为足阳明胃经之下合穴，为循经远端取穴，与中脘募合相配，合内关共奏疏利气机、和胃降逆之功。大椎疏风散热；合谷、风池解表祛邪；胃俞为胃之背俞穴，调中和胃、化湿消滞；曲池调和营卫、清热降逆；下脘为任脉与足太阴脾经交会穴，行气导滞，可消宿食；天枢为大肠募穴，又属足阳明胃经经穴，是调理胃肠气机之枢纽，可收行气导滞之功；内庭为胃经荥穴，以清阳明积热；上脘为任脉穴，与足阳明、手太阳之交会穴，可调节胃肠功能，健脾和胃、宽胸理气；脾俞、胃俞乃脾胃之俞穴，健脾益胃；太冲为足厥阴肝经之输穴，肝之原穴，可平肝息风、镇惊泻逆；神门为手少阴心经原穴，宁心安神；阳陵泉为足少阳胆经合穴，疏肝利胆、解郁和胃。

(五)其他针灸法

1.头皮针疗法

(1)取穴：额中线、额旁2线(双)。

(2)操作：针尖方向由上往下，行抽提法，留针2小时以上，每天1次，5次为1个疗程。

2.耳针疗法

(1)取穴：胃、口、食道、神门、肝、交感、皮质下。

(2)操作：王不留行籽贴压，两耳轮换。隔天1次，10次为1个疗程。每天按压3～5次，每次3～5分钟。

3.腧穴敷贴疗法

(1)方法一。①取穴中脘、神阙、足三里(双)。②药物制作：吴茱萸研成细末，用姜汁调成膏状，敷于上穴，然后用纱布覆盖，胶布固定，每天换药1次。

(2)方法二。①取穴：涌泉(双)。②药物制作：明矾研成细末，用陈醋加面粉适量调成糊状，敷于涌泉穴，外用纱布覆盖，胶布固定，2小时可除去药物。

4.温和灸疗法

(1)取穴：中脘、章门、气海、足三里、内关、神门。

(2)操作：每次选3～4穴，每穴每次灸5～10分钟。每天1次，5次1个疗程。

5.腧穴激光照射疗法

(1)取穴：中脘、内关、足三里。

(2)操作：用He-Ne激光穴位照射，激光波长632.8～650.0 nm，输出功率16 mW，频率50 Hz，每穴位照射5分钟，每天1次，5次为1个疗程。

6.腧穴注射疗法

(1)取穴:上脘、胃俞、足三里。

(2)操作:用维生素 B_1、维生素 B_2 或生理盐水,每穴注射 0.5 mL,每天 1 次。

二、推拿治疗

(一)治则

和胃降逆。

(二)手法与穴位

1.清胃经 100 次

(1)胃经穴位置:在拇指掌侧面,近指掌端第一节。

(2)操作方法:医师用拇指外侧缘(桡侧),从指根向指尖方向直推。

2.推板门 100 次

(1)板门位置:大鱼际部位,或大指本节五分处。

(2)操作方法:医师用拇指外侧缘(桡侧),从拇指根推至掌根横纹处。

3.推、揉中脘各 100 次

(1)中脘位置:肚脐正中直上 4 寸,或胃脘处。

(2)操作方法:医师先用指端或掌揉中脘,再以指端自中脘向上直推至喉下或自喉下推至中脘。

4.摩腹 100 次或 5 分钟

(1)腹位置:腹部。

(2)操作方法:医师用示指、中指、无名指端螺纹面或手掌面,沿肋弓角边缘做顺时针或逆时针方向摩腹。

5.按揉足三里各 50～100 次

(1)足三里位置:在外膝眼下 3 寸,胫骨旁 1 寸。

(2)操作方法:医师用拇指端按揉足三里穴。

(三)随证加减

(1)外邪犯胃者,加推攒竹,分推坎宫,推太阳,清大肠,揉外劳等。

(2)伤于饮食者,加清脾胃,清大肠,推板门,运内八卦,推下七节骨。

(3)脾胃虚弱者,加补脾土,揉板门,分推腹阴阳,捏脊。

参考文献

[1] 周兵霞,许传顺,王涛,等.实用针灸推拿与中医康复[M].哈尔滨:黑龙江科学技术出版社,2022.

[2] 王平.颈肩腰腿痛的预防治疗与康复[M].济南:山东科学技术出版社,2022.

[3] 杜革术.实用针灸推拿康复学[M].济南:山东大学出版社,2021.

[4] 曹伟,李宗芬,王思栋,等.实用中医临床与针灸推拿[M].哈尔滨:黑龙江科学技术出版社,2022.

[5] 郑宾.临床常见病针灸与推拿[M].哈尔滨:黑龙江科学技术出版社,2021.

[6] 王柏阳.临床针灸推拿特色疗法[M].南昌:江西科学技术出版社,2021.

[7] 王家兰,杨茜.中医临床护理健康教育[M].昆明:云南科技出版社,2022.

[8] 吴山,范志勇.林氏正骨推拿指南[M].北京:科学出版社,2022.

[9] 牟成林,沈向楠,朱学亮,等.实用骨病针灸推拿康复技术[M].北京:科学技术文献出版社,2021.

[10] 俞大方,吴荣南.俞大方推拿学[M].上海:上海交通大学出版社,2022.

[11] 常小荣,章薇,刘密.经筋导引解结术[M].北京:中国医药科技出版社,2021.

[12] 苏新民,孙珊珊,王伟,等.中医经典医者选读[M].北京:中国中医药出版社,2022.

[13] 晋松.中医特色康复适宜技术[M].成都:四川大学出版社,2021.

[14] 朱立国,冷向阳,张清,等.中医脊柱骨伤科学[M].北京:人民卫生出版社,2022.

[15] 李瑞,郝重耀.经络腧穴学[M].北京:科学出版社,2022.

[16] 杨红军,康长勇,陈东银.坐骨神经痛防治[M].郑州:河南科学技术出版社,2021.

[17] 郭长青,郭妍,芦娟.图解刺血疗法[M].北京:中国科学技术出版社,2022.

[18] 陈梅.现代康复医学诊疗实践[M].开封:河南大学出版社,2021.
[19] 郭长青,李彬,郭妍,等.中医穴位贴敷疗法[M].北京:中国医药科技出版社,2021.
[20] 周素贞.现代疾病中医特色诊疗学[M].开封:河南大学出版社,2021.
[21] 李平华,孟祥俊,晁毓桥,等.黄帝内经针刺部位解密与应用[M].北京:中医古籍出版社,2022.
[22] 郭长青,梁靖蓉,杜文平.中医整脊疗法[M].北京:中国医药科技出版社,2021.
[23] 蔡国滢,隋康民,韩永强,等.临床常见疾病中医药诊治[M].青岛:中国海洋大学出版社,2022.
[24] 杨庆铭,史国栋,梁裕,等.颈椎病[M].北京:中国医药科技出版社,2021.
[25] 王辰,赵红梅.呼吸疾病康复指南[M].北京:人民卫生出版社,2021.
[26] 李鸿江.中医整骨手法图解[M].北京:中国中医药出版社,2021.
[27] 彭亮.康复推拿学[M].天津:天津科学技术翻译出版有限公司,2023.
[28] 关雪峰,杨关林.传统疗法实用技术手册[M].北京:人民卫生出版社,2023.
[29] 陈涤平,师建梅,吕晓东,等.中医治未病学概论[M].北京:中国中医药出版社,2021.
[30] 吕美珍.针灸推拿技术[M].济南:山东人民出版社,2022.
[31] 赵惠,朱路文,李冀,等.脑卒中诊疗与康复[M].北京:科学出版社,2022.
[32] 谢家兴.康复护理常规与技术[M].北京:人民卫生出版社,2022.
[33] 张丽媛,胡文琪,陈端宇.针灸推拿联合常规康复疗法在老年神经根型颈椎病患者康复治疗中的应用疗效[J].内蒙古中医药,2023,42(5):116-117.
[34] 崔安娜,陈娜.针灸推拿联合康复护理在颈肩腰腿痛患者中的应用效果[J].贵州医药,2023,47(4):639-640.
[35] 朱亚春,陈俭波.中医针灸推拿加牵引治疗腰椎间盘突出症的临床效果分析[J].中医临床研究,2023,15(3):113-115.
[36] 何天锦.针灸、推拿结合药熨法治疗颈椎性肩周炎的临床效果[J].中国医学创新,2023,20(8):73-77.